肛肠科护士手册

主 编 聂 敏 李春雨

中国科学技术出版社

·北 京·

图书在版编目（CIP）数据

肛肠科护士手册 / 聂敏, 李春雨主编. — 北京 : 中国科学技术出版社, 2018.8

ISBN 978-7-5046-8002-0

Ⅰ.①肛… Ⅱ.①聂…②李… Ⅲ.①肛门疾病－护理－手册②直肠疾病－护理－手册 Ⅳ.① R473.5-62

中国版本图书馆 CIP 数据核字 (2018) 第 070314 号

策划编辑	崔晓荣
责任编辑	崔晓荣　高　磊
装帧设计	长天印艺
责任校对	杨京华
责任印制	马宇晨

出　　版	中国科学技术出版社
发　　行	中国科学技术出版社发行部
地　　址	北京市海淀区中关村南大街 16 号
邮　　编	100081
发行电话	010-62173865
传　　真	010-62173081
网　　址	http://www.cspbooks.com.cn

开　　本	889mm×1194mm 1/32
字　　数	220 千字
印　　张	8.75
版　　次	2018 年 8 月第 1 版
印　　次	2018 年 8 月第 1 次印刷
印　　刷	北京盛通印刷股份有限公司
书　　号	ISBN 978-7-5046-8002-0/R·2233
定　　价	45.00 元

主编简介

聂敏，辽宁中医药大学附属第三医院（辽宁省肛肠医院）门诊部护士长、副主任护师。从事护理管理、临床护理及护理教学 27 年，致力于推进护理工作改革与护理学科进步，具有丰富的护理管理与临床护理经验。在《结直肠肛门外科》《广西医学》《重庆医学》《辽宁中医杂志》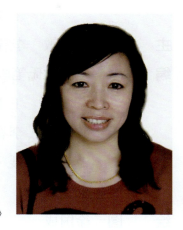
等国家级核心期刊发表学术论文 20 余篇，参与省部级科研课题 8 项，获国家实用新型专利 3 项。主编出版《结肠炎名医解答》《实用肛肠外科学》等多部专著。

李春雨，中国医科大学附属第四医院肛肠外科主任、教授、主任医师、硕士生导师。从事结、直肠肛门外科医疗、教学、科研工作 28 年，具有丰富的临床经验。现任中国医师协会肛肠医师分会副会长、中国中医药研究促进会肛肠分会副会长等。主编出版教材 6 部，专著 14 部。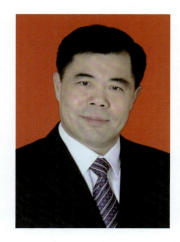

编者名单

主　编　聂　敏　李春雨

编　者　（按姓氏笔画排序）

勾玉莉　王玉洁　方　健　叶新梅

安　晶　李春雨　张　蕉　单淑珍

赵颖英　聂　敏　翁霞惠　唐　红

谢玲女

绘　图　徐国成

前　言

　　护理工作是整个医疗工作的重要组成部分，它在患者的治疗和康复过程中具有不可替代的作用。护理工作的质量直接关系到患者的医疗安全、治疗效果和身体康复。肛肠科护理有其自身的特点，规范护理人员的职业行为、提高专业技能已成为当务之急。目前有关肛肠科护理方面的专著少之又少，特别是针对肛肠疾病专科护理和健康教育的专著尚属空白。鉴于此，受中国科学技术出版社之托，应广大读者的需求，我们组织全国知名综合医院和专科医院，在肛肠领域中造诣颇深的一线临床护理专家共同编写这本《肛肠科护士手册》。

　　全书共 12 章。从临床和教学实际出发，吸收国外先进护理理论。系统地阐述了肛肠科常见疾病护理评估、护理措施和健康指导等内容。力求做到新颖、简明、易懂、实用，可作为广大肛肠科护士的必备工具书，也是临床指导教师的参考书，适用于肛肠科临床护理人员、其他临床护理人员的专科护理教学及自学参考，亦可作为医学院校学生和临床实习医生的参考用书。

　　本书在编写过程中，得到了编者们的无私奉献及中国科学技术出版社的大力支持，书中参考了其他著者的文献、插图，在此一并表示衷心感谢！

聂　敏

目　录

第1章 肛肠科患者常见症状护理

第一节 便 血

便血（hematochezia）是肛肠疾病最常见的症状，是指有血液自肛门排出体外。便血可分为显性出血和隐性出血两种。显性出血是指大便时肉眼看到的便后流血、滴血、射血及便纸带血，可呈鲜红色、暗红色或黑便、黏液便、脓血便；隐性出血是指大便时肉眼看不到出血，而需行隐血试验才能发现的便血。便血颜色受出血部位、出血量及出血速度以及血液在肠腔内留置时间等因素影响。若出血量大、出血速度快，或出血部位距肛门口较近，血液很快排出，则为鲜红色；如果出血量少、出血速度慢，或出血点距肛门口较远，血液在肠道内停留时间较长，则为暗红色。上消化道出血，血液在肠道停留时间长，可出现黑便，呈柏油状。小肠出血量多、速度快时，可有呈暗红色或紫红色的血块；当小肠出血量少，血液在肠道停留时间长时，可出现柏油样便。结肠和直肠出血时，由于血液在肠道内停留时间较短，往往排出较新鲜的血液；降结肠以上出血时，血常与大便混合；乙状结肠或直肠出血时，可有新鲜血液附着于成形的大便表面；肛门直肠下段出血时，多为便时或便后出血或滴血、射血，与大便不相混，颜色鲜红。

【护理评估】

1. **病史评估** 注意询问病人便血发生的时间、急缓、颜色、多少及病程长短，有无明确的原因或诱因；是鲜红色还是暗红色，是滴血还是射血等；有无黏液、脓血、肛门疼痛、里急后重、发热、经量过多、淋漓不尽或牙龈出血等伴随症状；粪便的性状、气味和颜色，排便的次数和量；不同年龄的病人便血的原因也不同；个人或家族中有无相关病史或类似病史；有无精神紧张、焦虑不安等心理因素。

2. **身体评估** 重点评估有无与便血相关的症状、体征及特点。急性便血时，注意观察病人的生命体征、神志、尿量、皮肤弹性等；慢性便血时应注意观察病人的营养状况，有无消瘦、贫血的体征。腹部检查有无膨隆或凹陷，有无胃形、肠形及蠕动波，有无腹部肿块。直肠指诊肛门有无疼痛、指套退出有无血迹、直肠内有无肿块等。

3. **实验室及其他检查** 有无血小板计数下降、凝血时间延长及凝血因子缺乏等改变。采集新鲜粪便标本做显微镜检查，做肛门镜或电子肛肠镜检查。40 岁以上者做肠镜检查以除外肠道肿瘤。必要时做细菌学检查。

【常用护理诊断／问题】

1. **出血** 与血小板减少、凝血因子缺乏、血管壁异常有关。

2. **有受伤的危险** 与长期便血可导致贫血、晕倒有关。

3. **恐惧** 与出血量大或反复出血有关。

【护理目标】

1. 病人便血停止或便血能被及时发现，并得到及时而有效的处理。

2.恐惧程度减轻或消失。

【护理措施】

1. **调整饮食结构**　增加饮水，多进食新鲜蔬菜、水果、粗纤维性食物，忌食辛辣刺激性食物，忌烟酒。

2. **观察病人便血情况**　观察排便时有无出血，出血量、颜色、便血持续时间。及时发现新的出血及其先兆，并结合病人的基础疾病及相关实验室或其他辅助检查结果，做出正确的临床诊断，以利于及时护理与配合抢救。长期便血可导致贫血，应注意防止病人在起床或排便时晕倒受伤。

3. **观察病情变化**　注意观察病人神志、面色、唇甲及出汗等情况。密切观察生命体征的变化，如出现血压下降、脉率增快、腹痛、心悸、排柏油样便、面色苍白、大汗淋漓等症状时，立即报告医师并配合抢救。

4. **充分休息**　为了避免增加出血的危险或加重出血，应做好病人的休息指导。根据病人出血原因和出血量分别安置在抢救室或观察室，避免不必要的搬动和检查，并保持适宜体位。便血量多者，应卧床休息，切忌下床排便；注意排便时勿用力，以免增加腹压加重出血。

5. **保持大便通畅**　保持心情舒畅及有规律的生活起居，养成定时排便的习惯。多吃新鲜蔬菜、水果，便秘者可口服液体石蜡或其他缓泻剂，避免清洁灌肠。避免久站、久坐、久蹲。

6. **局部坐浴**　可有效改善局部血液循环，减轻疼痛、出血症状，便后及时清洗，保持局部清洁舒适。必要时用 1：5000 高锰酸钾溶液或复方荆芥熏洗剂熏洗坐浴。

7. 做好肛周皮肤护理　每日用盐水做好肛门及周围皮肤的护理，保持大便通畅。

8. 增加安全感　加强沟通，耐心解释与疏导。安慰患者，消除其恐惧和焦虑情绪，增强病人战胜疾病的信心，减轻恐惧感。在关心和同情病人的同时，建立良好、互信的护患关系，增加安全感。

【评价】

1. 病人能明确便血的原因，避免各种出血的诱因。

2. 便血能被及时发现并得到处理，出血逐渐得到控制。

3. 能认识自己的恐惧感，自述恐惧程度减轻或消除。

第二节　肛门直肠疼痛

肛门直肠疼痛（pain of anus and rectun）是肛肠疾病常见症状之一。肛门末梢感觉神经非常丰富，痛觉极度敏感，许多肛门直肠疾病均引起肛门直肠疼痛。不同的疾病，疼痛的性质也不同，主要分为感染性疾病和非感染性疾病。也可见于精神心理性疾病。

【护理评估】

1. 病史评估　疼痛部位多与病灶位置及疾病性质有关。注意询问病人疼痛的部位、持续的时间、急缓、性质及病程长短，有无明确的原因或诱因。肛裂疼痛多在肛管前、后位；血栓外痔所致疼痛多在肛门一侧或两侧；肛周脓肿疼痛多在肿胀最明显

处；肛管直肠癌早期多无痛，随着病情的发展，甚至瘤体增大向
周围隆起侵犯，可有肛门直肠、会阴和骶尾部痛，甚或放射至腰
背部或大腿内侧；阴部症候群疼痛在肛门直肠部、会阴和骶尾部；
神经性痛无定位。有无大便干结、便血、发热、恶寒、小便不畅
等伴随症状；个人或家族中有无相关病史或类似病史；有无精神
紧张、焦虑不安等心理问题。

2. **身体评估**　重点评估有无与疼痛相关的体征及特点。肛裂、
肛窦炎、肛乳头炎、肛周皮肤皲裂等多在排便时和排便后疼痛。
肛周脓肿、内痔嵌顿、血栓外痔、炎性外痔、晚期肛管直肠癌、
异物损伤和术后疼痛，常呈持续性；肛裂疼痛为间歇性，先轻
后重；神经性痛无定时；瘢痕痛多发生在天气剧变时。肛裂疼痛
多伴有便血；内痔嵌顿所致肛门疼痛伴局部分泌物增多。肛门直
肠神经官能症患者往往伴有精神紧张、情绪焦虑等精神症状。慢性
疼痛时应注意病人的营养状况，有无消瘦、贫血的体征。直肠指诊
肛周有无压痛、波动感、指套退出有无血迹、直肠内有无肿块等。

3. **实验室及其他检查**　有无白细胞计数、中性粒细胞比例升
高。做电子肛肠镜检查、肛周超声检查。必要时做盆腔 MRI 检查。

【常用护理诊断 / 问题】

1. **急性疼痛**　与肛周炎症及手术有关。

2. **便秘**　与疼痛恐惧排便有关。

3. **体温升高**　与脓肿继发全身感染有关。

4. **潜在并发症**　肛瘘和肛门狭窄。

【护理目标】

1. 病人肛周疼痛得到及时而有效的处理。

2. 恐惧程度减轻或消失。

【护理措施】

1. 病人避免坐位，高热及病情严重者应卧床休息，宜取侧卧位。协助病人采取舒适体位，避免局部受压而加重疼痛。

2. 便后及时清洗，保持局部清洁舒适。可用 1：5000 高锰酸钾溶液或复方荆芥熏洗剂熏洗坐浴，可有效改善局部血液循环，减轻肛门疼痛症状。

3. 观察肛门疼痛的性质、程度与持续时间，密切观察局部皮肤红肿范围、皮肤温度，有无波动感。观察体温变化及神志、二便情况。病情有变化应及时报告医师。

4. 告知病人忌食辛辣刺激性食物，多吃新鲜蔬菜、水果，保持大便通畅。便秘者可口服液体石蜡或其他缓泻剂，避免清洁灌肠。养成定时排便习惯，避免久站、久坐、久蹲。

5. 根据医嘱全身应用抗生素控制感染，有条件时穿刺抽取脓液，并根据药敏试验结果选择合理的抗生素治疗。

6. 体温升高时，给予降温处理，嘱病人多饮水。

【评价】

1. 病人能明确疼痛的原因，避免各种疼痛的发生。

2. 能认识自己的恐惧感，自述恐惧程度减轻或消除。

第三节　肛门肿物脱出

肛门肿物脱出（prolapse of anus neoplasms）是肛门直肠部位疾病的常见症状之一。导致肛门肿物脱出的病因主要为直肠末端及肛门部的疾病，主要有内痔脱出、直肠脱垂、肛乳头瘤、肛门直肠部的肿瘤（如直肠息肉、直肠管状腺瘤、部分肛管直肠癌等）。肛门肿物脱出最常见的病因是内痔脱出，通常病人会告诉医生肿物能便后自动复位或需手法复位；另外一种病因就是直肠脱垂（俗称脱肛）、直肠内带蒂的息肉脱出。其他常见病因包括皮脂腺囊肿、脂肪瘤、肛乳头增生、皮肤乳头状瘤和湿疣、梅毒等性病改变。当不能确定肿物的良、恶性时，必须取活检。

【护理评估】

1. **病史评估**　注意询问病人有无明确的原因或诱因，询问发病年龄，脱出物的形态、颜色、质地等。内痔、肛管纤维瘤多见于成人，小儿少见。直肠脱垂多见于小儿和老年人，直肠息肉多见于小儿。脱出物有明显分界，状如串珠或梅花，为内痔脱出。脱出物表面平滑，可见放射状皱襞，为直肠黏膜脱垂；如为环状皱襞，层层折叠，为直肠全层脱垂。脱出物有细蒂相连，圆形或椭圆形，状如樱桃，为直肠息肉。内痔紫红色稍带光亮。直肠脱垂黏膜为淡红色。直肠息肉鲜红或紫红色。肛管纤维瘤呈灰白色或淡黄色。有无便血、疼痛、排便障碍、分泌物等伴随症状；个人或家族中有无相关病史或类似病史；有无精神紧张、焦虑不安等心理因素。

2. **身体评估**　肛门肿物脱出情况可根据其性质、与排便的关系、排便后能否还纳入肛门加以鉴别。有的可自行回纳，有的需用手协助方能回纳，有的甚至不能回纳或回纳后很快再次脱出。内痔、直肠息肉触之柔软，直肠全层脱垂有弹性，直肠息肉稍硬而脆，触之易出血。肛管纤维瘤硬韧不出血。直肠指诊指套退出有无血迹、直肠内有无肿块等。肛门自制功能情况。

3. **实验室及其他检查** 做电子直肠镜检查、肠镜检查。必要时做肛管直肠压力测定检查。

【常用护理诊断／问题】

1. **急性疼痛** 与内痔嵌顿、直肠息肉或直肠脱垂脱出物嵌顿有关。

2. **便秘** 与不良饮食、排便习惯有关。

3. **潜在并发症** 贫血和肛门失禁。

【护理目标】

1. 病人脱出物得到及时而有效的处理。

2. 疼痛程度减轻或消失。

【护理措施】

1. 脱出物嵌顿者，协助病人采取舒适体位，应嘱病人卧床休息，避免局部受压而加重疼痛。

2. 便后及时清洗，保持局部清洁舒适。可用1∶5000高锰酸钾溶液或复方荆芥熏洗剂熏洗坐浴，可有效改善局部血液循环，减轻肛门疼痛症状。

3. 观察脱出物的形态、长度、表面是否充血、水肿、糜烂、出血，脱出物嵌顿伴有腹痛、呕吐等，及时报告医师处理。

4. 嘱病人多食易消化、清淡的食品，忌食辛辣刺激性食物及寒凉煎炸助火之品。

5. 多吃新鲜蔬菜、水果，保持大便通畅。便秘者可口服液体石蜡或其他缓泻剂，避免清洁灌肠。养成定时排便习惯，避免久站、久坐、久蹲。

6. 掌握适宜的排便体位，便后如有脱垂，及时还纳。有嵌顿不易还纳者，立即就医。

【评价】

1. 病人能明确脱出的原因，避免各种脱出的诱因。

2. 能认识自己的恐惧感，自述恐惧程度减轻或消除。

第四节　便　秘

便秘（constipation）是多种疾病的一个症状，一般指排便量太少、太硬、太困难，7 天内排便次数少于 2 或 3 次者。本病在老年人、孕妇及儿童发生率更高，又以功能性便秘较多见。其主要又可分为三类：由于胃肠道传输功能障碍，肠道内容物通过缓慢引起的称为结肠慢传输型便秘；由于肛管和直肠的功能异常导致的便秘称为出口梗阻型便秘；若以上两种原因均有则称为混合型便秘。便秘多长期存在，可导致许多临床疾病的发生，尤其肛肠疾病，很多与便秘有关，如肛裂、痔、直肠脱垂、肛门直肠部的感染等可与其有直接关系；长期便秘，肠道毒素吸收增多，增加了结直肠肿瘤发生的风险。

【护理评估】

1. **病史评估**　询问病人便秘发生的时间、病程长短、有无便意感，起病原因或诱因；粪便的性状、气味和颜色，排便的次数和量；有无便血、肛门疼痛、腹痛、腹胀、嗳气、食欲减退、肛门坠胀、排便不尽、反复排便等伴随症状，甚至用手挖便的情况；有无用药史，效果如何。有无口渴、疲乏无力等提示失水的表现；有无焦虑、烦躁、失眠、抑郁，乃至性格改变等精神症状。

2. **身体评估**　导致便秘的原因很多，有功能性便秘和器质性便秘两种，应加以区分。肛裂便秘，多伴便后手纸染血、肛门剧痛，呈周期性。结直肠癌便秘，暗红色黏液血便，有腥臭味，伴有排便习惯改变，时而便秘时而腹泻。盆腔肿瘤便秘，巨大子宫肌瘤、卵巢肿瘤可压迫直肠引起排便困难，妇科检查可扪及子宫和卵巢肿瘤。肠易激综合征便秘，排便后腹痛或腹部不适好转，大便时干时稀，可带黏液，结肠镜和活组织检查无器质性病变。

绝大多数便秘无特殊体征。部分患者可有腹部膨胀，按压腹部可扪及痉挛的肠管或肿块或有不适感。患者若多日未排便，积存粪便过多，腹部可触及粪块，直肠指诊可触及质硬粪块堆积直肠内，或触及柔软黏膜堆积、直肠壁溃疡、直肠前壁薄弱，或肛门括约肌痉挛、松弛等。

3. **实验室及其他检查**　医学界对便秘的研究不断深入，一些新的检查方法为便秘的诊断与治疗方法的选择提供了依据。做直肠指诊、肛门镜及肠镜检查，做结肠传输试验检查和排粪造影检查。必要时可做肛管直肠压力测定检查。

【 常用护理诊断／问题 】

1. **排便障碍**　与饮食、药物及精神心理因素有关。

2. **潜在并发症**　增加了结直肠肿瘤发生的风险。

【 护理措施 】

1. 多饮水，一般要求清晨饮水是为 1000ml，每日饮水总量为 2000 ～ 3000ml；多进食富含纤维素的食品，如菌藻类、芝麻、豆类等为主，每餐 10 ～ 15g 不等。

2. 告知病人多食易消化、清淡的食品，忌食辛辣刺激食物及寒凉煎炸助火之品。

3. 多吃新鲜蔬菜、水果，如芹菜、韭菜、大白菜、香蕉、苹果等，保持大便通畅。养成定时排便习惯，避免久站、久坐、久蹲。

4. 克服已有的不良习惯，如人为抑制便意，排便时看书、吸烟而导致排便时间过长，过度用力排便等不良习惯，最好是每天晨起后排便 1 次，养成良好的排便习惯。

5. 排便需增加腹压，主要依靠膈肌、腹肌的力量。故加强体育锻炼，以改善胸、膈、腹肌的力量，有利于排便。多运动，特别是顺时针按摩腹部，每日 2 次，每次 10 分钟。

6. 对于便秘患者应使用胃肠动力、润肠通便药，如西沙必利 5 ～ 10mg，每日 2 ～ 3 次口服。对于较严重的便秘患者，可酌情应用泻药，特别是刺激性泻药，如酚酞（果导片）、中药番泻叶、大黄，应慎用、少用或间断使用。必须熟悉各类泻剂的特点，切忌滥用。若长期用泻药易致结肠黑变病，并可产生泻剂依赖。

7. 通过生物反馈训练可学会正确的排便。

8. 许多人便秘与心理障碍、情绪、精神紧张有密切关系。保持心情舒畅，消除恐惧心理，集中精神，思想放松，养成良好的排便习惯。

第五节　腹　泻

腹泻（diarrhea）是临床较为常见的症状之一，是指大便次数增多，达每日 3 次以上，且粪便变稀，每天粪便总量大于 200g，含水量大于 80% 的一种临床症状。腹泻多由于肠道疾病引起，其他原因有药物、全身性疾病、过敏和心理因素等。腹泻根据病程长短可分为急性腹泻及慢性腹泻两种。腹泻对人体的危害巨大，可影响人体对营养物质、维生素、矿物质的吸收，从而诱发多种疾病，降低人体免疫力。严重腹泻更可能导致水、电解质失衡，重者危及生命。

【护理评估】

1. **病史评估**　询问病人发病的原因或诱因，如有无不洁饮食史、食物过敏、暴饮暴食、腹部受凉或情绪激动等；腹泻开始时间、次数、颜色、量、气味及病程长短；有无呕吐、腹胀、腹痛、里急后重、发热、口渴、疲乏无力等不适；曾做过何种检查和治疗，结果如何；既往有无腹泻史，有无其他疾病及长期应用抗生素病史；有无精神紧张、焦虑不安等心理因素。不同疾病引起腹泻的性状也不同。小肠病变引起的腹泻粪便呈糊状或水样，可含有未完全消化的食物成分；大量腹泻易导致脱水和电解质丢失，部分慢性腹泻病人可诱发营养不良。大肠病变引起的腹泻粪便可含脓血、黏液，病变累及直肠时出现里急后重。

2. **身体评估**　评估病人的神志、体温、脉搏、呼吸、血压、尿量、皮肤弹性等；评估病人有无脱水、脱水程度及性质，有无低钾血症和代谢性酸中毒等症状；评估病人的营养状况，有无消瘦、贫血等体征；腹部检查有无腹肌紧张、压痛、反跳痛，有无腹部肿块；肛周皮肤有无红肿、糜烂、破损。

3. 实验室及其他检查　采集新鲜粪便做常规检查、细菌学检查。做肠镜检查。

【常用护理诊断/问题】

1. **腹泻**　与感染、饮食不当或全身性疾病有关。

2. **体液不足**　与大量腹泻、呕吐致体液丢失过多和摄入不足有关。

3. **体温过高**　与肠道感染有关。

4. **肛周皮肤受损**　与大便过于频繁刺激肛周皮肤有关。

【护理目标】

1. 病人的腹泻次数减少至消失，大便性状正常。

2. 能保证机体所需水分、电解质、营养素的摄入，脱水和电解质紊乱得到纠正。

3. 体温、尿量、血生化指标逐渐恢复正常。

【护理措施】

1. **病情观察**　急性严重腹泻时丢失大量水分和电解质，可引起脱水及电解质紊乱，严重时导致休克。故应严密监测病人生命体征、神志、尿量的变化；观察病人排便情况、伴随症状等；有无口渴、口唇干燥、皮肤弹性下降、尿量减少甚至淡漠等脱水表现；有无肌肉无力、腹胀、肠鸣音减弱、心律失常等低钾血症的表现；监测血生化指标的变化。

2. **休息与活动**　急性起病、全身症状明显的病人应卧床休息，注意腹部保暖。可用热水袋热敷腹部，以减弱肠道蠕动，减少排便次数，并有利于腹痛等症状的减轻。

3.**调整饮食**　禁食过久或限制饮食易导致营养不良，并发酸中毒，造成病情迁延不愈，故应继续进食。饮食以少渣、易消化食物为主，避免生冷、辛辣、多纤维、味道浓烈的刺激性食物，忌食牛奶。病初可喝米汤、酸奶等，待腹泻次数减少后给予流质或半流质饮食如稀粥、面条等。少量多餐，随着病情稳定与好转，逐渐过渡到正常饮食。并根据病情和医嘱，给予禁食、流质、半流质或软食。

4.**维持水、电解质及酸碱平衡**　根据不同的脱水程度和性质，决定补液的总量、种类和输液速度。腹泻时预防脱水及纠正轻、中度脱水，可给予口服补液；中、重度脱水或病情严重者给予静脉补液。老年病人尤其应及时补液并注意调节输液速度，因老年病人易因腹泻发生脱水，也易因输液速度过快引起循环衰竭。

5.**用药护理**　腹泻的治疗以对因治疗为主。应用止泻药时注意观察病人排便情况，腹泻得到控制应及时停药。应用解痉镇痛药如阿托品时，注意药物不良反应如口干、视物模糊、心动过速等。

6.**控制感染**　按医嘱选用针对病原菌的抗生素以控制感染。

7.**肛周皮肤护理**　排便频繁时，因粪便的刺激，可使肛周皮肤损伤，引起糜烂及感染。每次便后应用温水清洗肛周并擦干，保持皮肤清洁、干燥，涂无菌凡士林或40%氧化锌软膏以保护肛周皮肤，促进局部血液循环，促进破损处愈合。

8.**心理护理**　慢性腹泻治疗效果不明显时，病人往往对预后缺乏信心，思想顾虑较重，久而久之病人会有抑郁或焦虑心理，并感到担忧。结肠镜等检查有一定痛苦，某些腹泻如肠易激综合征与精神因素有关，故应注意对病人心理状况的评估和护理，耐心向病人做好宣传解释，稳定病人情绪，调节病人的心态，鼓励病人积极配合检查和治疗。

【评价】

1. 病人的排便次数及其伴随症状减轻或消失。

2. 机体获得足够的热量，脱水、电解质及酸碱平衡紊乱得以纠正，营养状态得到改善。

3. 体温及体重恢复正常，肛周皮肤无异常改变。

第六节　肛门部分泌物

肛门部有脓血、黏液等分泌物的症状称为肛门部分泌物（anal discharge），可见于多种肛肠疾病。中医则称之为"漏""瘘"或"漏疮""肛瘘"。其原因较为复杂，肛门直肠周围组织感染可能导致炎性分泌物从肛内流出或肛周皮肤破溃流脓；肛管直肠肿瘤破溃或侵及深部，可能因其有较强的分泌能力而导致黏液从肛内流出；肛内肿物脱出，黏膜组织外露，可能导致黏液性分泌物自肛门流出；肛周皮肤的病变也可能导致皮肤直接产生分泌物。

常见的表现是肛门潮湿、黏液感并容易弄脏内裤，有时伴有肛门周围的瘙痒或刺痛感。多见于肛周脓肿自然破溃后流出，或肛瘘发炎由外口溢出，粉瘤合并感染化脓破溃流出。流出的脓液多而清稀，呈米泔水样，多为结核性肛瘘。分泌物多，可能是直肠狭窄。如有恶臭可疑直肠肛门癌，术后肛门创面渗出等。患者既往可能有肛门部手术史并已造成肛门畸形，也可能是手术、外伤或产伤导致括约肌或盆底神经永久性受损，致肛门闭合不严。因此，准确地询问病史对诊断十分重要。根据详细病史、全身体格检查、局部专科检查、内镜检查及 X 线碘油造影检查，可区分出肛门部分泌物的原因，从而进行有效的治疗。

第七节　肛门瘙痒

肛管、肛门周围皮肤发痒，常需搔抓的症状称为肛门瘙痒（anal itching）。中医称之为"风痒""痒"和"肛门痒"，是肛门部疾病的常见症状之一。肛门瘙痒的原因很多，主要有全身性因素、肛周局部因素及精神因素。要找到确切的病因有时较为困难，必须详细询问有关病史，仔细检查，做肝肾功能、血糖及糖耐量试验检查，做粪便检查有无寄生虫，尿液检查有无尿糖，做皮肤变态反应试验和皮肤活组织检查，以便做出正确诊断，有针对性地进行治疗及护理。

（聂　敏　李春雨）

参考文献

［1］　汪建平. 中华结直肠肛门外科学. 北京：人民卫生出版社，2014：35-38.

［2］　李春雨. 肛肠病学. 北京：高等教育出版社，2013：29-33.

［3］　尤黎明，吴瑛．内科护理学．5 版．北京：人民卫生出版社，2012：276-277．

［4］　李春雨，汪建平．肛肠外科手术学．北京：人民卫生出版社，2015：3-5．

第**2**章 肛肠科患者常用检查护理

临床上，详细询问病史，全面体格检查，配合实验室检查、内镜检查及其他辅助检查，肛肠疾病诊断一般并无困难。肛肠科术前检查非常重要，检查结果必须记录准确、真实可靠，为手术提供重要依据。肛肠科常需要行肠镜检查、排粪造影检查或结肠传输试验检查等专科检查，若在当地医院无条件进行，应及时将患者转往上级医院，以免误诊或漏诊。

第一节　直肠指诊检查

直肠指诊是临床常用的一种既简便易行而又最有效的检查方法，不能省略，是肛肠科医师的"指眼"。许多肛管直肠疾病仅靠指诊即可早期发现，特别是对发现早期直肠癌有重要价值。约 80% 的直肠癌可在指诊时被发现。值得注意的是直肠癌的漏诊者中，80% 的病例往往是由于未及时做指诊检查而造成的，甚至因此丧失手术时机，这是值得注意的。先做指诊便于肛镜插入，是镜检前的必要步骤。有效指诊"十八字口诀"：示指全部插入，顺逆往返两周，膝蹲两种体位。

【适应证】

1. 凡有不明原因的便血、便频及便秘等肛门直肠疾病症状者。

2. 盆腔肿块和炎症。

3. 前列腺及精囊疾病。

4. 某些外科疾病或妇科疾病。

5. 肛门直肠疾病术后复查。

【禁忌证】

无绝对的禁忌证，但对新鲜肛裂患者，应暂缓检查。

【护理措施】

1. 准备医用手套、帽子、凡士林油。

2. 注意了解肛管收缩力强弱、有无狭窄、肛门括约肌是否紧张，作为是否松解括约肌的依据。

3. 如有肿块，应区别肿块性质、大小。如肿物较小，活动范围大，多为直肠息肉，可一并结扎；如肿块较硬，呈菜花样，基底固定，手套带血及黏液，多为直肠癌，应暂停手术，进一步做病理检查，确诊后行直肠癌切除术。

4. 直肠前壁有无向前突出，如为直肠前突可在阴道内见到指头活动，一并手术治疗。前列腺是否肥大，以便调整术后排尿。

5. 如有肛裂和直肠高位脓肿、肛门紧缩，插入时剧痛，则应停止指诊，麻醉后再检查。

第二节　肛门镜检查

肛门镜是诊断痔、肛窦炎及肛管其他病变的最佳方法，也是诊断和治疗距肛缘 7cm 以内肛门直肠疾病的重要工具，操作简单，方便易行。

【适应证】

1. 不明原因的便血、腹泻等肛门直肠疾病。

2. 肛门直肠手术显露术野或术后复查。

3. 肛管直肠病变处活检。

【禁忌证】

肛门狭窄、肛裂或妇女月经期者。

【护理措施】

1. 检查前，排空大便，应先做直肠指诊。

2. 注意检查取出芯子上有无血渍及黏液，查看直肠黏膜颜色，有无下垂、水肿、肥厚、糜烂和溃疡出血等。

3. 经肛门镜活检或手术时，术者左手固定肛镜，右手操作活检钳取活组织。

第三节　电子直肠镜检查

电子直肠镜（图 2-1）可以准确诊断内痔、外痔、混合痔、肛裂、直肠肿瘤、炎症等距肛缘 15cm 以内肛门直肠疾病。可配一次性塑料制光学直肠镜，有效地杜绝了交叉感染的机会。其具有方便直观、定位准确、图文并茂、防止医疗纠纷等优点。

【适应证】

1. 原因不明的便血、黏液便、脓血便。

2. 大便次数增多或减少或大便形状改变者。

3. 慢性腹泻、习惯性便秘或大便习惯不规则者。

4. 原因不明的肛门部、会阴部或骶尾部疼痛。

5. 肛门、直肠内疑有肿块或需取组织标本做病理性检查。

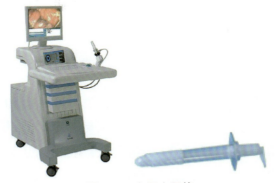

图 2-1　电子直肠镜

【禁忌证】

肛门狭窄、慢性感染、肛管疼痛或妇女月经期者。

【护理措施】

1. 检查前准备：不需要特殊的肠道准备，检查前排净大小便即可。

2. 检查前做直肠指诊：将一次性塑料制光学直肠镜缓慢插入肛门，进入直肠壶腹部，取出芯子，接通冷光源，安接肛肠镜适配器，利用手柄探针上的旋钮调整方向及清晰度，在内镜直视下采集病例（图像），可清晰观察肛管直肠有无病变（如肿瘤和息肉）及钳取组织、异物等。

3. 缓慢退镜到齿状线检查有无内痔、肛窦炎、肛乳头肥大及肛瘘内口，确定病变部位、性状、大小、数目和颜色，作为手术的根据。

4.若转动方向或重新进入直肠镜时，一定将芯子插入后再转动另一方向，否则镜口损伤直肠黏膜，引起出血或穿孔。

5.操作口诀为前、后、左、右、前，插入乙状结肠。

第四节　电子结肠镜检查

1969年日本研制出光导纤维结肠镜，20世纪90年代电子结肠镜问世，是肛肠外科领域的一个重要进展，为结肠疾病的诊治提供了重要手段（图2-2）。由于电子计算机的广泛应用，内镜不仅能摄影、取活检、诊断，而且还能在腔镜内进行多种手术，如摘除结肠息肉和小肿瘤，进行止血、肠梗阻减压、吻合口狭窄的扩张、肠扭转复位等。

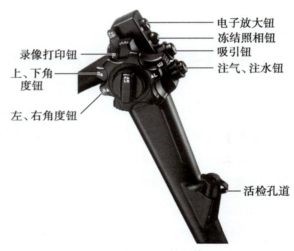

图2-2　电子结肠镜

【适应证】

1. 有便血或暗红色血便，考虑病变位置在结肠或直肠时。

2. 不明原因的腹痛、贫血或身体消瘦时。

3. 反复交替出现腹泻、便秘和大便带脓血时，排便习惯有改变或排便困难时。

4. 气钡灌肠或胃肠造影发现异常，需进一步检查结肠或明确病变性质时。

5. 已发现结肠病变，考虑经结肠镜治疗时。

6. 假性结肠梗阻需经纤维镜解除梗阻。

7. 肠套叠、肠扭转，需明确诊断及复位。

8. 大肠息肉或肿瘤术后复查。

9. 对大肠癌高发地区的人、老年人、有大肠肿瘤家族史者进行普查时。

10. 高度怀疑血吸虫病，而多次大便检查均为阴性者。

【禁忌证】

严重心肺功能不全，严重高血压、脑供血不足、冠状动脉硬化、明显心律失常。急性消化道大出血、肠道积血或积血过多妨碍观察时。腹膜炎和中毒性急性消化道炎症，疑似肠穿孔。近期胃肠道或盆腔大手术及放射治疗时。肠道狭窄时，不能勉强进镜。精神病患者或不能配合者。女性妊娠及月经期。

【护理措施】

1. **肠道准备** 嘱患者检查前 1 天进流质饮食，检查当日禁食或饮少量糖水。向患者详细讲解检查目的、方法、注意事项，消除其顾虑和紧张情绪，取得其配合。做好肠道准备。目前肠道准备方法很多，常用的有以下五种。

（1）甘露醇法：20%甘露醇250ml加温开水至750～1000ml检查前4小时口服，服药后注意水及电解质情况，但息肉电切时禁用，以防产生气体爆炸。

（2）舒泰清法：舒泰清又名复方聚乙二醇电解质散。组成：A剂：聚乙二醇4000 13.125g；B剂：碳酸氢钠0.1785g，氯化钠0.3507g，氯化钾0.0466g。取本品A、B两剂各一包，同溶于125ml温水中成溶液。每次250ml，每隔10～15分钟服用一次，直到排出水样清便。一般口服2500～3000ml。由于处方中含有等渗的电解质，不会引起水、电解质失衡，故为肠镜及其他检查前的肠道清洁准备的首选方法。

（3）硫酸镁法：检查当日晨4：30服硫酸镁粉1包（50g）加温开水200ml，再喝开水1500ml（约一热水瓶），腹泻数次后便出清水样便即可。肾功能不全、心肌受累、心脏传导阻滞者慎用。

（4）番泻叶法：术前一天进半流食，下午3～4时用开水冲泡番泻叶3～6g代茶饮，或临睡前服蓖麻油30ml。

（5）大肠水疗法：清洁肠道，效果良好。

2. **操作方法**　患者如厕排净粪水，取左侧卧位，双下肢屈曲。术者先做直肠指诊，了解有无肿瘤、狭窄、痔、肛裂等。护士将肠镜前端涂些润滑剂，嘱患者张口呼吸，放松肛门括约肌，右手握住肠镜弯曲部用示指将镜头压入肛门，缓慢插入直肠。根据情况可摄像或取活组织行细胞学等检查。检查结束退镜时，应尽量抽气以减轻腹胀。其原则是少充气、细找腔、钩拉取直、解圈防袢、变换体位、循腔进镜、退镜观察。

3. **术中配合** 协助患者采取合适的体位，告知患者身体不要摆动。检查过程中，护士密切观察患者反应。如有腹痛、腹胀，可嘱患者缓慢深呼吸；如出现面色苍白、呼吸急促、脉搏增快等改变应暂停进镜。若进镜困难，找不到肠腔，嘱患者适当变换体位，避免强行进境，发生肠穿孔。

4. **术后护理** 检查结束后，嘱患者卧床休息，需观察 30 分钟后离院。术后 3 天内进少渣饮食。如行息肉摘除、止血治疗者，应给予抗生素及止血药治疗，半流质饮食 3 天。注意观察患者有无腹胀、腹痛、发热及便血情况。腹胀明显者，可行内镜下排气或肛管排气，严重者留院继续观察。如发现剧烈腹痛、腹胀、面色苍白、心率增快、血压下降、大便次数增多呈黑色，提示并发肠出血、肠穿孔可能，应及时报告医师，协助处理。做好内镜的消毒处理，妥善保管，避免交叉感染。

第五节　肛管直肠压力测定

肛管直肠功能检查法，是在运动状态下对肛门功能进行定性、定量观察。能指导临床诊断、治疗及评价手术前后肛管直肠功能。常用的检测手段有肛管直肠压力测定、结肠运输试验检查、排粪造影、盆底肌电图、肛管腔内超声检查等。肛管直肠压力测定分普通肛管直肠压力测定和固态高分辨率 3D 肛管直肠压力测定（图 2-3）。

【适应证】

1. 排便困难、肛门失禁、肛门括约肌损伤者，已明确是否存在感觉异常或肌肉病变。

2. 先天性巨结肠症，阳性率达 90％，已成为诊断先天性巨结肠症的特异性诊断方法。

3. 肛门直肠手术前、后功能评价。

4. 排便障碍者行生物反馈治疗治疗前、后效果评价。

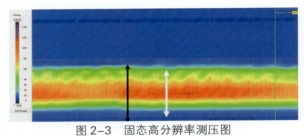

图 2-3　固态高分辨率测压图

【禁忌证】

月经期；妊娠 3 个月内或 5 个月以上；不可回纳性脱肛，骨盆创伤和肛门直肠术后 1 周左右；急性肠道感染及左半结肠病变潜在穿孔危险者；偏瘫；脊髓损伤，精神异常的不能配合的患者。

【护理措施】

1. 详细询问病史，包括症状（便秘、尿或大便失禁，会阴痛或腹痛），过敏史，治疗史（肛门手术），骨盆创伤史。

2. 无需麻醉；签署同意书（如医院有此规定）。

3. 不要进行指诊、镜检及灌肠，以免干扰括约肌功能及直肠黏膜影响检查结果。

4. 严重便秘者，术前可清洁灌肠，其他患者无需特殊处理。

5. 术前排空尿液和粪便，以免肠中有便影响检查。

6. 向患者详细说明检查全过程，取得合作，减轻不适。

7. 术前按使用手册校正机器，准备消毒手套、注射器、石蜡油、卫生纸等。

第六节　排粪造影检查

排粪造影是通过向患者直肠内注入造影剂，对患者"排便"时肛管直肠进行动、静态结合观察的检查方法。能显示肛管直肠的功能性和器质性病变，为便秘的诊断、治疗提供依据。此法先由 Broden（1968）用于小儿巨结肠和直肠脱垂的研究。20 世纪 70 年代后期才应用于临床。我国于 20 世纪 80 年代中期由卢任华等开展临床应用研究，并制订了相应的标准。方法是向直肠注入造影剂，观察静坐、提肛、力排、排空后直肠肛管形态及黏膜影像变化，借以了解排粪过程中直肠肛管等排便出口处有无功能和器质性病变（图 2-4）。

【适应证】

不明原因的排便困难、排便费力、排不尽感等引起的慢性便秘。

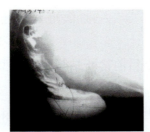

图 2-4　直肠前突测量示意图

【禁忌证】

妊娠妇女，肠梗阻，急性消化道出血、穿孔，冠心病，昏迷，精神失常，癫痫，幼儿及不配合的患者。

【护理措施】

1. 检查前一定要向患者解释清楚，取得患者知情同意。

2. 检查前清洁肠道，用甘露醇口服或生理盐水清洁灌肠，无需禁食。

3. 硫酸钡液 300 ～ 400ml，灌肠。

4. 专用坐桶 DS-Ⅰ型坐桶。

5. 特制含角度仪、米尺、放大、缩小尺的四合一测量尺。

6. 检查结束后协助患者穿好衣裤，做好保护患者隐私的保护，维护患者尊严。嘱患者卧床休息，需观察 30 分钟再离院。

7. 嘱患者检查后大量饮水，以助钡剂顺利排出。

8. 注意观察患者有无腹胀、腹痛、钡剂排出困难情况。腹胀明显者，应及时上报医师，严重者留院继续观察。

9. 检查后 3 ～ 4 小时后进食，多吃蔬菜、水果，口服通便药物，以助排尽钡剂，必要时清洁灌肠。

第七节　结肠传输试验检查

结肠传输试验是目前诊断结肠慢传输型便秘的首选检查方法。具有方法简单、易行、廉价、无创性、安全、可靠，不需要特殊设备等优点，得到广泛的应用。不透光标志物追踪法，就是通过口服不透 X 线的标志物，使其混合于肠内容物中，在比较接近生理的条件下，服药后 24 小时、48 小时和 72 小时摄片观察结肠运动情况（图 2-5）。

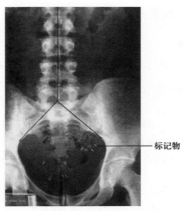

标记物

图 2-5　结肠传输试验

【适应证】

不明原因的排便困难、排便不尽感、慢性便秘者。

【禁忌证】

妊娠妇女，肠梗阻，急性消化道出血、穿孔，冠心病，昏迷，精神失常，癫痫，幼儿及不配合的患者。

【护理措施】

从检查前 3 天起，停用一切可能影响消化道功能的药物，按一定标准给予饮食（每日含 14g 左右纤维素），保持正常生活习惯不作特殊改变。因检查期间不能用泻药，也不能灌肠，对那些已有多日未能排便，估计难以继续坚持完成检查者，待排便后再按要求准备。因黄体期肠道转运变慢，故育龄妇女应避开黄体期检查。标志物影易与脊柱、髂骨重叠，须仔细寻找，有时结肠、肝、脾曲位置较高，未能全部显示在 X 线片上，应予以注意。

第八节　肛门直肠疾病常用图形

一、肛门直肠示意图（图2-6）

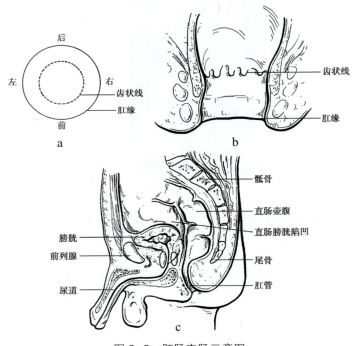

图2-6　肛肠直肠示意图

a.横断面；b 冠状面；c 矢状面

二、肛门直肠疾病常用的表示符号（图2-7）

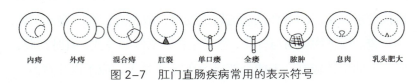

内痔　　外痔　　混合痔　　肛裂　　单口瘘　　全瘘　　脓肿　　息肉　　乳头肥大

图2-7　肛门直肠疾病常用的表示符号

三、肛门直肠手术绘图标定法

1. **方位标定法**　即把肛门直肠分八个方位，前、后、左、右、左前、左后、右前、右后位。原发性内痔多在右前、右后、左位；肛裂及痔哨多在前、后正中位；血栓外痔多在左、右两侧位；环形皮痔多见于经产妇。此法具有表面定位及深部解剖意义，不受体位变换的限制，简便实用，容易记忆，比较常用（图2-8）。

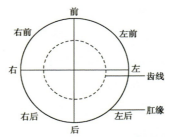

图 2-8　肛门直肠方位标定法（截石位）

2. **时钟标定法**　把肛门直肠按时钟12小时划分12个部位，不论截石位或膝胸位，12时位在上，6时位在下。故必须同时标出体位，否则容易混淆、颠倒而弄错。此法仅做表面定位用，没有深部解剖意义，容易记错，不用为好（图2-9）。

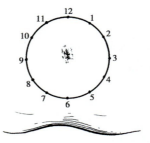

图 2-9　肛门直肠时钟标定法（截石位）

（李春雨　聂　敏）

参考文献

［1］ 李春雨.肛肠病学.北京：高等教育出版社，2013：44-46.

［2］ 李春雨，汪建平.肛肠外科手术学.北京：人民卫生出版社，2015：61-64.

［3］ 汪建平.中华结直肠肛门外科学.北京：人民卫生出版社，2014：138-140.

［4］ 安阿玥.肛肠病学.北京：人民卫生出版社，1998：8-10.

［5］ 李春雨，汪建平.肛肠外科手术技巧.北京：人民卫生出版社，2013：65-70.

［6］ 黄乃健.中国肛肠病学.济南：山东科学技术出版社，1996：253-254.

［7］ 李春雨，张有生.实用肛门手术学.沈阳：辽宁科技出版社，2005：68-70.

［8］ 王维林.小儿排便障碍性疾病的诊断与治疗.北京：人民卫生出版社，2014：33-36.

［9］ 丁义江.丁氏肛肠病学.北京：人民卫生出版社，2006：100-104.

［10］ 侯晓华.消化道高分辨率测压图谱.北京：科学出版社，2014：119-130.

第 **3** 章　肛肠科患者的护理评估

第一节　肛肠科患者病史的采集

一、个人史的采集

（一）病史采集的目的和意义

问诊是医师通过对患者或相关人员的系统的询问疾病发生、发展过程而获取的病史资料，经过综合分析而做出的临床判断的一种诊断方法。问诊是病史采集的主要手段，狭义的病史采集就是问诊。其目的是了解患者的症状和体征，了解患者的健康状况，掌握疾病的进展，为做出护理诊断寻找客观依据。通过护士与患者进行提问与回答，了解疾病发生与发展过程。只要患者神志清楚，无论在门诊或病房均可进行。许多肛肠疾病经过详细的病史采集，配合系统的体格检查，即可提出初步诊断。正确的方法和良好的问诊技巧，会使患者感到亲切与可信，有信心与医师合作，这对诊治疾病有十分重要意义。

（二）个人史采集的内容

病史采集前护士首先应向患者作自我介绍，说明问诊目的和意义。内容包括一般情况、生活状况及社会心理状态的采集。一般情况的采集包括患者姓名、性别、年龄、职业、婚姻、民族、籍贯、文化程度、工作单位、宗教信仰、家庭住址、联系方式、入院日期、入院方式、入院诊断、入院介绍、病史供述人、收集资料时间。生活状况包括患者饮食、睡眠、排泄、嗜好、兴趣、性格、活动、感觉和生活自理程度。社会心理状态方面，需要了解病人对健康问题与疾病的理解、个人价值观及信仰、家庭、工作、学习、经济、生活方式社会关系等。

二、健康史的采集

病史采集是为了充分了解有关其健康信息以便提供全面的护理，收集的信息除有关其身体、心理的健康资料外，还需要获得个人及社会背景的资料，以使护理个体化。应向患者承诺相关内容将给予保密。采集内容包括主诉、现病史、既往史、用药史、生长发育史、家族史。

1. **主诉** 包括患者感觉最主要、最明显症状或体征及其性质或持续时间。如便血、疼痛或发热等。

2. **现病史** 包括起病情况与患病时间、主要症状的特点、病情的发展与演变、伴随症状，治疗和护理经过。

3. **既往史** 包括被评估者既往的健康状况、曾患疾病，有无外伤、手术史，输血史、过敏史等，是患者自己对既往健康状况的总体评价。

4. **用药史** 包括患者过去及目前使用的药物名称、用法用量、剂型、效果及不良反应等。重点询问药物过敏史，并记录过敏时间、反应，以指导正确用药。

5. **生长发育史** 包括出生及成长情况、日常生活形态、活动与休息情况，女性患者询问其月经史、婚姻史、生育史。

6. **家族史** 家庭成员的健康及疾病情况，特别应详细询问是否与患者有同样的疾病，若在几个成员或几代成员中有同样疾病发生，则表明有家族史。对已死亡亲属，还要询问死亡的病因和年龄。

与此同时，肛肠患者还需重点询问其饮食习惯，是否常吃辛辣刺激食物或饮酒；排便习惯，排便周期及排便形状；有无长期站立、坐位或腹压增高等因素；精神疾病，有无焦虑或狂躁病史；有无其他伴随疾病如心血管、糖尿病等。

第二节　肛肠科患者的评估

一、身体状况的评估

（一）全身状况评估

肛肠疾病虽是局部病变，但与全身疾病密切相关，常常合并其他疾病，有明显的全身变化。如内痔长时间便血可引起慢性贫血，肛周脓肿患者易合并糖尿病、白血病等。因此，检查前一定要详细询问病史，进行全身检查，局部病变和全身情况结合起来，为疾病的诊治提供重要的线索。

1. **生命体征的评估** 肛肠患者常规进行体温、脉搏、呼吸、血压的评估。

（1）体温：正常体温为腋温 36.0 ～ 37.0℃。肛肠疾病合并感染的患者会伴随发热的征象，认真询问发热开始时间、程度、持续时间及其规律性，评估热型。了解患者是否有皮肤发红、头痛、疲劳、缺乏食欲等发热的早期表现。监测生命体征，定时测体温，一般每日4次，高热时每4小时一次。行降温处理后30分钟再测一次，直至退热后3天，同时注意呼吸、脉搏、血压变化。

（2）脉搏：正常成人在安静状态下脉率为60～100次/分，跳动均匀规则，间隔时间相等，每搏强弱相同。进行脉搏测量须让病人保持安静，如剧烈活动后应休息20分钟后再测，测量时选择健侧肢体。体温增高可使脉率加快、脉搏洪大；出血性休克的患者可出现心动过速、脉搏细弱。

（3）呼吸：正常成人在安静状态下呼吸频率为16～20次/分。体温增高可使呼吸频率加快，有呼吸系统疾病时可监测其频率和节律的变化。

（4）血压：正常收缩压90～139mmHg（12.0～18.5kPa），舒张压60～89mmHg（8.0～11.8kPa），脉压30～40mmHg（4.0～5.3kPa）。高血压患者术前须根据病情控制血压；大量失血、休克可造成低血压，血压异常的患者遵医嘱进行血压监测。

2. **意识状态的评估**　正常人意识清晰，反应敏捷、精准，思维活动正常，语言流畅、准确，词能达意。意识障碍分为嗜睡、意识模糊、昏睡、昏迷（浅昏迷、深昏迷），可根据Glasgow昏迷评分法进行判断（表3-1）。

表 3-1　Glasgow 昏迷评分法

睁眼反应	分数	语言反应	分数	运动反应	分数
自动睁眼	4	回答正确	5	遵命动作	6
呼唤睁眼	3	回答错误	4	定痛动作	5
痛时睁眼	2	吐词不清	3	肢体回缩	4
不能睁眼	1	有音无语	2	异常屈曲	3
		不能发音	1	异常伸直	2
				无动作	1

得分：13～14 分为轻度昏迷；9～12 分为中度昏迷；3～8 分为重度昏迷

全身情况除了生命体征、意识状态的常规评估外，重点评估以下全身情况。

（1）便血情况：肛肠疾病最常见的症状之一，评估便血时有无疼痛，有无脓血，是鲜红色还是暗红色，是滴血还是喷血等。便血可以有淡红色、鲜红色、暗红色、黑色或隐性出血（如潜血），便后手纸上和便盆中有血情况。不同年龄的患者便血的原因也不同。大肠出血多与粪便混合呈黏液血便或脓血便，色暗红，此种便血常伴有便次增多、里急后重、腹痛、腹胀、有恶臭等伴随症状。肛门出血的量较多而色鲜红，不与粪便混合。常见于内痔、肛裂、直肠息肉和出血性直肠炎。内痔便血可为滴血、射血或附于粪便、手纸上；直肠息肉便血量少，性质和便次无改变，但息肉有时自然脱落则便血较多，二者均为无痛性便血；肛裂便血量少，仅附粪便或手纸上，伴有排便困难和周期性疼痛。长期便血可导致缺铁性贫血，贫血早期可没有症状或症状轻微，贫血较重或进展较快时，则会出现苍白、乏力、易倦、头晕、头痛、心悸、气促、耳鸣等表现，全身检查如有长期肛肠疾病便血时要注重以上方面的评估。

（2）排便情况：大便情况与肛肠疾病有着密切的关系，也是问诊的重点之一。正常大便质软成形，排便畅通，无疼痛及出血，每周不应少于3次。问诊内容包括大便次数、性状、排便是否通畅及大便是否伴有脓血黏液、有无沟痕等。肛肠很多病症与便秘有关，如肛裂、痔、直肠脱垂、肛门直肠部的感染等可与其有直接关系；长期便秘，肠道毒素吸收增多，增加了结直肠肿瘤发生的风险。

（3）肛门直肠疼痛：许多肛门直肠疾病可引起肛门直肠疼痛。不同疾病疼痛亦不相同，要详细询问疼痛的发作时间、持续时间、过程、持续性还是间断性，加重的缓解因素及其他相关症状（图3-1）。

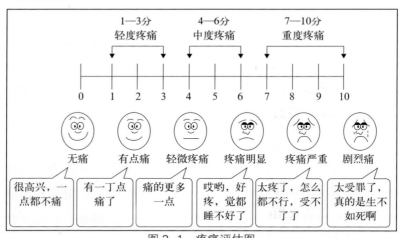

图3-1　疼痛评估图

（二）局部检查评估

以肛门直肠部位为主诉的患者进行全身查体，不一定会出现阳性体征。肛门直肠疾病局部检查是非常必要的，特别是直肠指诊检查是临床常用的一种既简便易行而又最为有效的检查方法，常规肛肠科局部检查包括肛门视诊、直肠指诊及肛门镜等检查。检查体位可根据具体病情及需要，让患者采取不同的体位，以达到检查的目的。肛门与直肠检查结果及其病变部位应注明检查体位，并按方位或时钟方向给予记录。如胸膝位时，肛门后正中为 12 点钟位，其前正中点为 6 点钟位，当仰卧位时则钟位正好相反。

1. **肛门视诊**　仔细检查肛门外形是否完整及肛周皮肤颜色及皱褶，正常皮肤颜色较深，皱褶呈放射状，患者收缩肛门括约肌时皱褶更明显，做排便动作时皱褶变浅。注意观察肛内有无肿物脱出及肛门赘生物，有无外痔、肿块、瘘管外口、湿疹、脓血、黏液。

2. **直肠指诊**　对肛门、直肠的检查统称为肛诊或直肠指诊。既可诊断肛门直肠的疾病，又可对盆腔其他疾病如阑尾炎、髂窝脓肿、前列腺与精囊病变、子宫及输卵管病变做出相应诊断，有着重要的诊断价值。

（1）病人体位：依病情及要求可分别采取侧卧位、截石位、膝胸位和蹲位等（图 3-2）。

（2）触诊方法：检查者右手戴指套或手套，指套上涂以润滑剂（如肥皂液、凡士林、液体石蜡等），待患者适应肛门括约肌松弛后，探查食指再徐徐插入肛门、直肠内。先检查肛门及括约肌的紧张度，再检查肛管及直肠的内壁。必要时配合用双合诊。

（3）触诊内容：检查有无压痛，黏膜是否光滑，有无肿块及搏动感。男性可触诊前列腺与精囊，女性则可检查宫颈、子宫、输卵管等。

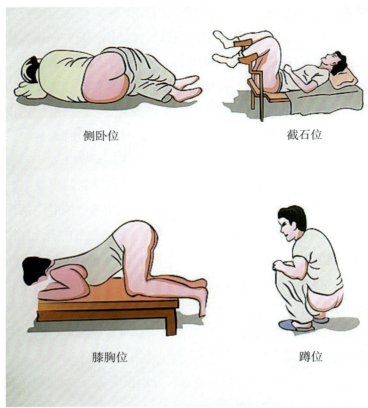

侧卧位　　　　　　　　　截石位

膝胸位　　　　　　　　　蹲位

图 3-2　肛肠疾病检查体位图

3. 肛门镜检查

（1）肛门镜：是检查和治疗肛门直肠疾病的重要工具，可查看直肠腔内黏膜颜色，有无下垂、水肿、肥厚、糜烂和溃疡出血等；有无肿瘤和息肉；齿状线有无内痔、肛窦炎、肛乳头肥大及肛瘘内口，确定病变部位、性状、大小、数目和颜色，作为手术的依据。

（2）电子直肠镜：是目前市场上功能齐全、图文并茂的全方位的肛肠外科的检查系统，可以准确诊断内痔、外痔、混合痔、肛裂、直肠肿瘤、炎症等肛门直肠疾病，可配置一次性塑制光学直肠镜，有效杜绝了交叉感染机会，减少了医疗纠纷。

（三）肛门功能评估

即肛门直肠功能检查，它是把力学、应用解剖学、神经生理学、生态学多学科相融合来研究肛肠功能及其相关疾病的一门学科。肛肠直肠功能检查是在运动状态下对肛门功能进行定性、定量观察。常用检测手段有肛门直肠压力测定、排粪造影、盆底肌电图、肛管腔内超声检查。

1. **肛门直肠压力测定**　该方法评估肛管和直肠的动力和感觉功能。测定指标包括直肠压力、肛管静息压、肛管最大收缩压和肛门直肠抑制反射，还可以测定直肠顺应性和直肠感觉功能。有助于评估肛管括约肌压力、直肠有无动力和感觉功能障碍；监测用力排便时肛管括约肌有无不协调收缩，评估有无先天性巨结肠症。

2. **排粪造影**　将一定量的钡剂注入直肠内，模拟正常的生理排便活动，动态观察肛门直肠和解剖结构的变化。主要用于诊断肛门直肠的功能性疾病，如直肠内脱垂（直肠黏膜脱垂和直肠内套叠）、直肠前突、会阴下降、盆底肌痉挛综合征等。盆腔多重造影包括直肠、盆底、膀胱和阴道造影，有助于诊断盆底疝和直肠内套叠，了解膀胱和子宫的形态变化。排粪造影是决定手术方式的可靠依据。

3. **盆底肌电图**　能够记录肛管括约肌的肌电图波幅和动作

电位，可以判断有无肌源性病变；阴部神经潜伏期测定能显示阴部神经有无损伤，以及模拟排便时的肛门外括约肌矛盾性收缩。

4. 肛管腔内超声检查　可了解肛门括约肌有无缺损和功能异常。为手术定位提供线索。

（四）生活质量的评估

生活质量是一个多维度的概念，其内容包括身体功能状态、心理状态与社会满意度、健康感觉及与疾病相应的自觉症状等。生活质量测量必须包括主观指标，并且由被测者提供资料。

本节介绍与肛肠疾病相关的日常生活运动（activities of daily living，ADL）评定表和功能独立性评定（functional independence measure，FIM）。

1. ADL　通过 ADL 功能评定表对病人进行综合能力的测定。分级：0 级 = 生活自理，100 分；1 级 = 轻度功能障碍，61～99 分；2 级 = 中度功能障碍，41～60 分；3 级 = 重度功能障碍，≤40 分（表3-2）。

2. FIM　FIM 评分分为 7 级 6 类 18 项。每项满分 7 分，共计 126 分。最高 7 分，最低 1 分。包括自我照顾、括约肌控制、移动能力、运动能力、交流、社会认知（表3-3）。

表3-2 日常生活能力评定表

项目	进食	洗澡	洗漱	穿衣	控制大便	控制小便	如厕	床位转移	平地行走	上下楼梯	合计
评估内容	可独立完成 / 需部分帮助 / 极大帮助或完全依赖他人	可独立完成 / 需部分帮助	可独立完成 / 需部分帮助	可独立完成 / 需部分帮助 / 极大帮助或完全依赖他人	可控制大便 / 偶尔失控 / 完全失控	可控制小便 / 偶尔失控 / 完全失控	可独立完成 / 需部分帮助 / 极大帮助或完全依赖他人	可独立完成 / 需部分帮助 / 需极大帮助 / 完全依赖他人	可独立完成 / 需部分帮助 / 需极大帮助 / 完全依赖他人	可独立完成 / 需部分帮助 / 极大帮助或完全依赖他人	
分值	10 5 0	5 0	5 0	10 5 0	10 5 0	10 5 0	10 5 0	15 10 5 0	15 10 5 0	10 5 0	100
得分											

分级：0级＝生活自理，100分；1级＝轻度功能障碍，61～99分；

2级＝中度功能障碍，41～60分；

3级＝重度功能障碍，≤40分。

评估时间：

评估人：

表 3-3　功能独立性评定表（FIM）量表

项目				评估日期		
运动功能	自理能力	1	进食			
		2	梳洗修饰			
		3	洗澡			
		4	穿裤子			
		5	穿上衣			
		6	上厕所			
	括约肌控制	7	膀胱管理			
		8	直肠管理			
	转移	9	床、椅、轮椅间			
		10	入厕			
		11	盆浴或淋浴			
	行走	12	步行/轮椅			
		13	上下楼梯			
	运动功能评分					
认知功能	交流	14	理解			
		15	表达			
	社会认知	16	社会交往			
		17	解决问题			
		18	记忆			
	认知功能评分					
FIM 总分						
评估人						

评分：7 分，安全独立：构成活动的所有作业均能规范地、安全地完成，不需要修改和辅助设备和用品，并在合理的时间内完成。

6 分，有条件的独立：具有下列一项或几项。活动中需要辅助设备；活动需要比正常长的时间；需要安全方面的考虑。

5 分，有条件的依赖：患者自己付出 50% 或更多的努力，其所需的辅助水平如下：监护或准备患者所需的帮助只限于备用、提示或劝告，帮助者和患者之间没有身体接触或帮助者仅需帮助准备必须用品。

4 分，有条件的依赖：患者自己付出 50% 或更多的努力，其所需的辅助水平如下：少量身体接触的帮助 患者所需的帮助只限于轻轻接触，自己能付出 70% 或以上的努力。

3 分，有条件的依赖：患者自己付出 50% 或更多的努力，其所需的辅助水平如下：中度身体接触的帮助 患者需要中度的帮助，自己能付出 50% ～ 70% 的努力。

2 分，完全依赖：患者需要自己一半以上的帮助或完全依赖他人，否则活动就不能进行，大量身体接触的帮助，患者付出的努力小于 50%，但大于 25%。

1 分，完全依赖：患者付出的努力小于 25%。

肛肠科患者主要通过其评定了解不同治疗方法或干预措施的治疗效果与患者的恢复情况，以利于做出更好的选择。并通过生活质量的综合评定进行预防性干预和保健措施。

（五）并存病的评估

除单纯肛周病变的患者外，肛肠患者常常并存其他疾病，有明显的全身变化。

1. **心功能不全**　肛肠手术患者如合并有高血压、冠心病、心肌缺血、心肌梗死等心血管疾病，术前要重点检查心血管系统的功能状态，详细询问病史极为重要，包括临床表现和用药情况。严重高血压（BP ＞ 200/130mmHg）者在麻醉、手术过程中极易诱发脑血管意外、心力衰竭和心肌梗死等严重并发症。为了防止高血压带来的意外，术前应使用有效的降压手段，使血压控制在180/100mmHg 以下。冠心病患者术前检查应详细，根据其心功能状态来制定患者能够耐受的手术方案。对于近期内无心绞痛发作、无心肌梗死，并且心电图提示无明显心肌缺血或心律失常者，可计划施行手术。对有心绞痛发作、心电图提示有明显心肌缺血或有严重心律失常者，应在控制症状、改善心肌血供和纠正心律失常之后，再行手术治疗。已有心肌梗死发作者，择期手术应尽量安排在半年或一年之后进行。对有严重心肌供血不足、心功能严重失代偿的患者，原则上不宜做任何肛肠择期手术。已做冠状动脉内支架术或人工心脏瓣膜替换术的心脏病患者，在行肛肠手术时为防止术中、术后发生难以控制的出血，术前需暂停抗凝治疗 2 周，再行手术治疗。

2. **肺功能障碍**　肛肠病老年患者常见有合并慢性支气管炎、支气管扩张、肺气肿等疾病，呼吸功能常有不同程度的损害。此时在麻醉和手术创伤的影响下，容易发生呼吸衰竭。有吸烟史病人术前应予戒烟。有肺部感染者应先控制感染。凡年龄超过 60 岁，或有慢性呼吸系统疾病者，术前均应做肺功能检查。对于最大通气量（MVV）＜ 50%，血气分析 PaO_2 ＜ 70mmHg，$PaCO_2$ ＞

50mmHg 肺功能减退的肛肠患者，很难耐受开腹手术。应酌情改变手术方案，并密切注意术后的呼吸支持。对于已经存在呼吸功能不良、但又必须做挽救生命的紧急手术的患者，应在机械通气的保证下进行手术。

3. **肝功能不全**　凡择期手术应术前常规做肝肾功能检查，包括全套肝功能、生化检查和肝脏 B 超检查。急性肝炎或慢性肝炎活动期肛肠患者的择期手术应安排在病情稳定之后。肝硬化患者的手术适应证视患者肝功能分期（Child 分级标准）而定。

4. **肾功能不全**　肛肠疾病合并有慢性肾功能不全的患者常有营养不良、贫血、体液平衡失调及易感染倾向等，对手术的耐受都很差。术前应做尿常规及肾功能检查，以判断患者对手术的承受能力。已有肾衰竭的患者须酌情控制液体入量并及时行透析治疗。

5. **糖尿病**　肛肠疾病合并有糖尿病患者很常见。糖尿病会影响伤口的愈合，术后感染率也很高。为此，术前均应常规检查血糖水平。应采取有效措施使糖尿病患者在手术前的血糖控制在 8 ～ 10mmol/L 以下。对于重症糖尿病患者，术前需在内分泌科医生的指导下将血糖控制在比较正常的范围内然后手术。

6. **凝血功能障碍**　对于合并有凝血功能障碍需要手术治疗的肛肠病患者，术前需要常规行凝血功能和血小板计数来评估患者的凝血功能。在询问病史的过程中要详细询问患者及患者家属有无血友病、有无血栓栓塞史和输血史，有无异常出血史，如手术和月经有无严重出血，是否容易发生皮下淤血、鼻出血或牙龈出血等，是否长期服用阿司匹林、非甾体抗炎药物或降血脂药

（可能导致维生素 K 缺乏），是否合并有需要抗凝治疗的疾病等。查体时应注意皮肤、黏膜有无出血点，脾大等。当血小板 < $5×10^9/L$，建议术前输血小板，开腹手术或肛门部可能损伤较大血管的手术，应保持血小板在 $50×10^9/L$。术前 7 天停用阿司匹林，术前 2 ～ 3 天停用非甾体抗炎药，术前 10 天停用抗血小板药物。

二、心理－社会状况的评估

人的生理社会健康与其心理、社会功能密切相关，常用心理－社会评估方法以了解患者的心理状况，判断其心理方面是否存在或潜在的健康问题。了解影响护理对象心理健康的家庭和环境因素、社会文化背景。判断护理对象是否存在角色适应不良、角色功能紊乱等情况。同时为制订护理干预计划、选择心理护理方法和护患沟通方法提供依据。

心理－社会评估包括心理和社会两个方面。

1.临床心理评估是指有计划系统地收集资料，运用多种手段从各方面获取信息，对其心理现象做全面、系统和深入的客观描述，以了解患者的心理健康状态。主要通过护士对患者的观察、访谈，必要时进行心理测量做出评估。通过评估可以了解患者对自身疾病的认知情况，正确的认知通常会导致积极的应对和适应，反之就是消极应对。对于疾病这一应激过程，患者需要依据信息来调整自己的心理和行为来适应生病这一应激过程，发生适应不良可导致明显的焦虑不安、恐惧、愤怒、抑郁等情绪反应，甚至出现拒绝治疗等消极行为，护士可根据不同的情况提供情绪的疏导和支持，引导解决问题。

2. 良好的社会支持可以缓解应激，有利于患者的身心健康及疾病的康复。护士可通过观察和交流了解患者的家庭结构和成员，以及他们之间的交流方式、情感表达方式。其次是对患者社会角色和功能，其职业的性质和特点，社会人际关系，医疗费用的支付方式，以往的就医经历和感受等做出评估。

肛肠疾病重点评估患者及家属对患疾病的认知程度，有无过度焦虑、恐惧等心理反应；了解患者及家属能否接受治疗护理方案，对治疗及未来的生活是否充满信心，能否积极寻求社会及他人的帮助；对即将进行的手术及手术可能导致的并发症，生理功能的改变是否表现出恐慌、焦虑，有无足够的心理承受能力；了解家庭对患者手术及进一步治疗的经济承受能力和支持程度。术后是否与周围正常人群交往。术后患者生活能否自理，生活质量有无下降。

（安　晶）

参考文献

［1］　李小寒，尚少梅.基础护理学.5版.人民卫生出版社，2013.

［2］　何国平.实用护理学.北京：人民卫生出版社，2006.

［3］　李春雨.肛肠病学.北京：高等教育出版社，2013.

［4］　李春雨，汪建平.肛肠外科手术学.北京：人民卫生出版社，2015.

第 **4** 章　术前护理与术后护理

第一节　术前护理

一、肛门部手术患者的术前护理

肛门疾病患者发病后，因出现出血、疼痛、痔核脱出嵌顿等症状，使其产生心理情绪方面的变化。手术治疗则又对其产生心理刺激，表现为情绪紧张焦虑、烦躁不安，加上出血和疼痛，影响患者休息、睡眠和进食，心理上希望医护人员早日解除其痛苦，但又惧怕手术，顾虑手术影响其肛门功能，心理矛盾较为复杂。

1. **心理护理**　肛门疾病患者长期受疾病影响，加上住院环境陌生，手术又是创伤性治疗，易对手术产生恐惧心理。护士应在患者入院后即开始提供心理护理，热情接待患者，介绍病区环境、生活作息制度及医护人员信息和业务水平，建立良好的护患关系，帮助患者消除陌生感。根据不同年龄、特点、合理安置床位，使同一年龄段患者同住一室，年龄、性格、情趣相投，可部分解除患者对医院陌生环境的不适应。同时，向患者介绍疾病相关知识、手术治疗的必要性、以往的成功经验、所需术前检查、麻醉方式、手术过程、手术的配合方法、术后的注意事项及所需费用等，做到知情同意，以保证患者积极配合治疗。

　　护士应主动关心、体贴、安慰患者，消除患者对医院陌生感，耐心解释治疗方法，宣传术者的技术水平、手术效果及围术期注意事项等，请治愈患者谈体会，解除患者思想顾虑，增强战胜疾病信心。掌握患者在手术前表现出的心理特点并做好心理护理，对提高手术疗效和恢复健康至关重要。护士对新入院患者所患疾病要做到心中有数，掌握其病情特点，解释手术对治疗疾病的作用及手术后的良好效果，解除患者精神紧张及恐惧心理，并耐心给予解释、安慰，增强其治疗信心。对肛门疾病术前的心理护理应针对疾病的轻重、病种、年龄、性别不同分别给予心理疏导，采取耐心细致的劝慰、启发，尽量消除恐惧、焦虑的心理，以亲近、体贴的工作方式，使患者产生依赖、安全感及战胜疾病的信心，并采取恰当的手段分散、转移患者注意力。这些心理护理手段，对肛门疾病患者麻醉、术后心理调节起着一定的积极有效的作用。

　　2. 一般护理　饮食上忌辛辣刺激性食物。嘱患者洗澡更衣、做好皮肤准备。手术前一晚用生理盐水清洁灌肠，按时测量血压、脉搏、体温，做好药物敏感试验，术晨排空大小便，便于手术顺利进行。

　　3. 术前检查　术前常规测血、尿，肝、肾功能，出凝血时间。查心电图、胸部 X 线片等，如患者有发热、咳嗽等症状，女性处于月经期等，报告医师应延期手术。

　　4. 饮食护理　骶椎麻醉者术前晨禁食、禁水。避免术中胃部不适或呕吐。

　　5. 肠道准备　术前晨用开塞露或辉力（磷酸钠盐灌肠液）133ml 灌肠 1 次，尽量排空粪便，便后洗净肛门。

6. **皮肤准备** 术前晨肛周部备皮。

7. **术前用药** 一般无须用药，若患者精神紧张，可用镇静药，给予苯巴比妥 0.1g 术前 30 分钟肌内注射。

二、结、直肠手术患者的术前护理

1. **心理准备** 对于存在焦虑、恐惧心理的患者，护士应首先评估其产生这种负性情绪的原因，分析患者的焦虑及恐惧程度，有针对性地给予护理。应为患者提供温馨、安静、舒适的治疗环境，与患者交谈时要和蔼亲切、诚恳有耐心。患者在确诊癌症后，会产生悲伤的心理，尤其在意识到治疗的前途渺茫时，患者会感到绝望，生存欲望降低，甚至抑郁产生轻生念头。护士要及时发现患者心中的痛苦，理解患者的情绪波动，主动关心、安慰患者，热情帮助患者，建立良好的护患关系，取得患者的信任。对于有自杀想法的患者，护士要及时辨别，并告知患者家属，向患者家属宣教自杀的危险性，争取家属的积极配合。术前患者反应剧烈，特别是肛管直肠肿瘤需行腹壁造口术的患者恐惧、悲观、失望，对术后生活、工作有很大顾虑，给手术带来不利影响，妨碍手术方案的实施。肠造口患者面临着身体和心理双重的打击，心理疏导及基础护理也很关键，手术创伤会给患者造成痛苦和一定的心理压力，主动与患者交流，耐心倾听患者及家属诉说心里的不安及焦虑。医护人员应通过对患者（包括患者家属）耐心、细致的思想工作，说明疾病的情况、手术的意义、手术实施的方案及其对患者术后生存质量的重要性，主动告知患者手术方式、术后常见并发症及其防治措施、术后如何配合，并列举成功病例，消除患者紧张、恐惧、不安和焦虑的情绪，尽可能做到及时、针对性、全程性和耐心细致的心理疏导，使患者提高对手术治疗的信心和安全感，积极配合手术治疗。因此，护士要联合患者亲友，积极有效地与患者进行沟通和交流，帮助患者重新建立自我概念，并鼓励患者与其他病友之间的交流，建立更广泛的人际关系帮助患者获得适用的应对经验和信息，增强其社会认同感，帮助患者早日以新的方式回归社会，重新建立价值观。

2. **术前检查**　充分的术前准备对于患者术后的顺利恢复、减少并发症的发生是相当重要的。术前应详细询问病史，在全面体格检查的基础上根据疾病种类的不同进行重点检查，全面掌握患者的疾病特点和身体情况，对患者心、肺、肝、肾等重要脏器功能进行评估，对患者耐受麻醉和手术的能力作出正确判断，选择适当的麻醉和手术方式。对于一些特殊情况或结直肠肿瘤的病患，电子结肠镜检查、腹部 CT、盆腔 CT 或盆腔磁共振、肿瘤标志物（包括消化系、前列腺或妇科）都是最基本的术前检查、还应根据病情考虑胸部 CT、呼吸系统肿瘤标志物等相关检查。另外值得提出的是，随着结直肠肿瘤发病率的提高，对于便血或长期慢性肛瘘的病例，国外有观点认为应于术前完成结肠镜或至少完成乙状结肠镜检查，以利于鉴别诊断。

3. **饮食准备**　术前 3 天进食少渣饮食，术前 1 天改为流质饮食，有梗阻现象应提前禁食。一般在手术前 12 小时开始禁食，术前 4 ～ 6 小时禁水，以防因麻醉或手术中呕吐而引起窒息或吸入性肺炎。

4. **肠道准备**　术前 3 天开始肠道准备，口服肠道杀菌剂，抑制肠道细菌。结、直肠手术对肠道准备的要求较高，肠道准备的目的在于清除粪便、减少肠内细菌的数量，良好的肠道准备是确保手术成功、降低术后并发症的重要因素。

（1）清洁灌肠：术前3天进少渣饮食，术前1天无渣流质饮食，每天服缓泻药物，术前1天行清洁灌肠，手术当天再行灌肠。

（2）口服甘露醇：用25％甘露醇250ml加水750ml，总量1000ml分次口服，至排出清亮无粪渣液体为止。此方法较为简单，用量较少。

（3）口服舒泰清：手术前1日禁食，术前1日晚9时开始口服舒泰清（复方聚乙二醇电解质散）4盒。取本品A、B两剂各一包，同溶于125ml温水中成溶液，每次250ml，每隔10～15分钟服用一次，直到排出水样清便。一般总量达2500～3000ml。

5. 纠正水、电解质失衡　由于手术损伤范围较大，对机体的耐受能力要求较高，因此术前改善营养状况和纠正水、电解质失衡显得非常重要。部分结、直肠疾病，主要是结直肠恶性肿瘤为慢性消耗性疾病不同程度地存在贫血、营养不良，有腹泻、梗阻者尚可出现水、电解质紊乱。口服高蛋白、易消化饮食是改善营养状况的最佳途径，其氨基酸、维生素及微量元素的平衡摄入是其他途径所无法比拟的。对进食较差、消化吸收功能低下，或不能进食，短时间内要求改善营养状况的，可以考虑完全胃肠外营养。水、电解质的平衡状态应处在监控之中，如出现异常，应予以纠正。

6. 抗生素准备　在术前合理的运用抗生素，能有效地减少细菌的数量，是降低术后感染率的重要因素之一，避免应用对肝、肾功能有严重影响的药物。现代抗生素预防感染的原则强调，术前 2 小时静脉注射，保证手术时切口渗出的血液和组织液中有较高的浓度，才能达到最佳效果。黎沾良提出只在术前 1 日口服抗生素 2～4 次即可。临床上清洁肠道的抗生素使用应遵循如下原则：短时、广谱、高效、低毒、肠道不吸收，术前 2 小时静脉推注 1 次，效果较为满意。

7. 其他准备　女性患者术前 3 天阴道冲洗，每日 2 次，末次冲洗后宫颈涂龙胆紫。术前日备皮，做皮试、配血，按医嘱输入静脉高营养。术日晨禁食水，行胃肠减压术，术前 30 分钟肌内注射鲁米那 0.1g，阿托品 0.5mg 等。

第二节　术后护理

一、肛门部手术患者的术后护理

1. 一般护理　术后去枕平卧 4～6 小时。术后每小时监测血压、脉搏、呼吸 4 次，术后 3 天内每日测体温 4 次。

2. 密切观察病情　术后及时查看切口有无渗血、水肿及敷料脱落等。

3. 饮食指导　肛门疾病术后一般 24 小时内不宜排便。故在禁止排便的时间里多饮水和食用润肠作用的饮料如蜂蜜、果汁、青菜汁等，避免大便秘结，同时禁食牛奶、糖类等易引起肠胀气的食物。便后可进普食，忌辛辣刺激性食物，多吃新鲜蔬菜和水果。

4. 保持大便通畅　由于手术损伤肛管黏膜可引起括约肌痉

挛，所以第 1 次排便前可口服麻仁丸等润肠药物，便前可温水坐浴，使肛门括约肌松弛。养成每日起床排便习惯，便后坐浴换药。

5. **坐浴** 是清洁肛门、促进创面愈合和消炎的有效简便方法，坐浴时先用热气熏，待水温适中时，再将肛门会阴部放入盆中洗涤坐浴，每次 20 分钟左右。

6. **换药** 患者坐浴后换药。严格按照无菌操作规程，动作轻柔熟练。换药时先消毒伤口再用自制的中药粉剂涂于伤口，最后肛内塞入痔疮栓即可。换药时注意肉芽组织生长情况，若肉芽组织生长过快过多，引起创面引流不畅，应剪除过多肉芽组织。

7. **术后活动** 一般术后创面较大，痂尚未完全愈合期间，尽量少走动，避免伤口边缘因用力摩擦而形成水肿，延长创面愈合时间。创面愈合后 3 个月内忌长时间骑车。

8. **术后并发症及护理**

（1）出血护理：术后首次排便伤口可有少量出血，伤口较大或有多个伤口者，术后出血主要原因为患者活动过度，压迫伤口，敷料松动、脱落，缝线脱落，术中止血不彻底等。术后 1 周内便后带血均属正常。术后有鲜血，应重新缝扎和压迫止血。因此，需要观察切口敷料情况，有时外观敷料渗出不多，但大量出血积聚在直肠内，注意观察生命体征，发现脉搏细速，面色苍白及时处理。

（2）发热护理：如术后体温高于 38.5℃应查找原因，看是否并发感染和其他疾病。

（3）疼痛护理：肛门术后均有伤口灼热痛，但可忍受，轻度疼痛可向患者解释、安慰，一般无需特殊处理。若疼痛较重，可口服索米痛片一两片，无效者可肌内注射哌替啶 50mg，为减轻疼痛，术毕要给患者肛门塞入止痛栓，缓解术后疼痛。

（4）尿潴留：首先消除患者思想顾虑，采取适当的体位，争取自行排尿。如敷料过紧，可于术后 1～2 小时将敷料放松，如发生尿潴留，经诱导无效者，可行导尿术。

（5）肛缘水肿：可用温热水坐浴或清热活血药物熏洗局部，口服清热解毒、消肿利湿制剂。

（6）晕厥：多发生在手术当日首次起床时。因此手术当日鼓励患者床上或床边大小便，坐起时动作应缓慢，一旦发生晕厥，立即掐人中、内关穴位，并通知医师；密切观察血压、脉搏变化。

二、结、直肠手术患者的术后护理

结、直肠癌行 Dixon 或 Miles 手术，或行右半结肠切除等手术的患者，术后肠功能恢复较慢，一般需要 3～4 天肠功能才能恢复，故术后良好的处理是关系到患者康复的重要环节。一般结、直肠手术后均应进行以下处理。

1. **一般护理**　在患者由手术室返回病房前，护理人员即应根据患者病情及手术后和麻醉要求，准备好所需设备、用物及急救药品等。当患者回到病房后，密切观察患者的体温、脉搏、呼吸、血压、尿量及引流量的变化，如有异常应及时报告。检查引流管连接是否通畅，按医嘱连接持续吸引或引流装置。观察引流液的性质、颜色和数量。观察引流管是否固定良好、引流通畅，并严密观察切口有无渗血、出血。加强病房的巡视，如有异常应立即通知医生采取措施。

2. 体位护理 术后 2～3 天尽量采取仰卧位或半卧位。若患者感觉疲劳需改变体位或起床活动时，指导其用手压迫创面，动作轻缓，以减少渗血。

3. 饮食护理 肠道手术和非肠道手术的术后饮食决定于手术级别、麻醉的种类和患者对手术和麻醉的反应。一般术后禁食，术后第 3 天进全流食，可进食富含营养、易消化吸收的流质饮食，忌饮酒及进食辛辣刺激性食物。术后 1 周进半流饮食，术后 2 周进普通饮食，施行肠造口者可较早进半流食和普通饮食。如大便干硬可吃些香蕉、蜂蜜水等食物或口服润肠通便药，保持大便通畅。

4. 术后活动 术后早期下床活动可以促使肠蠕动早日恢复，减少腹胀，防止并发症发生具有重要作用，如肺不张、坠积性肺炎、肠粘连，患者清醒后即可活动四肢，术后 12 小时可被动活动躯体，术后 1～2 天即可自主活动。

5. 疼痛护理 护士应主动与患者交流，了解患者疼痛的性质及程度，指导患者采取舒适体位，避免压迫切口，同时鼓励家属多与患者交谈感兴趣的话题，或者看电视、听音乐等方法分散患者注意力，减轻疼痛。术后 48 小时切口疼痛，可根据医嘱给予镇痛药。

6. 排尿护理 如行 Miles 手术，术后应留置导尿 1 周，在留置导尿期间，可用 0.02% 的呋喃西林液 250ml 冲洗膀胱，每日 2 次。在拔除导尿管前 2 天开始夹管，每 2～4 小时放小便 1 次，以达到恢复膀胱张力及感觉的目的，防止术后尿潴留。

7. 排便护理 多饮水、多吃新鲜蔬菜、水果，如香蕉、苹果、蜂蜜水等，大便干硬时口服润肠通便药，保持大便通畅。

8. **应用抗生素**　为预防术后控制感染，可全身应用抗生素，如头孢曲松钠、甲硝唑、庆大霉素等。

9. **引流管护理**　保持胃肠减压管和引流管通畅，观察引流液的性质、颜色和量。持续胃肠减压 3 ～ 4 天，待肠鸣音恢复即可补钾，注意维持水、电解质平衡，必要时应用脂肪乳剂、输血、血浆或人体白蛋白。注意腹腔引流或骶前引流的量、性质，如血液过多、血压下降、脉搏快，应考虑有继续出血，及时通知医生配合治疗。腹腔引流管无明显渗液时，术后 3 天拔除引流管；会阴部双套管引流，应持续负压吸引，注意吸引力不能过大。若引流液每天少于 10ml 时逐渐拔出引流管，一般需放置 7 ～ 10 天。

10. **口腔护理**　蒸气或雾化吸入，每日 2 次。并注意口腔护理，防止呼吸道感染。

11. **切口护理**　保持腹部及会阴部切口敷料清洁，如有渗出及时更换，注意腹部情况，如有肠梗阻及腹膜刺激症状，应及时通知医生处理。腹部切口，术后 24 小时应更换敷料一次。老年人切口愈合慢，拆线时间要适当延迟，术后用腹带包扎，减少切口张力，有利于切口愈合。会阴部切口，术后会阴切口放置负压引流管应保持通畅，并注意引流物的颜色和性状、数量，保持敷料清洁干燥，如有污染和渗血，应及时更换敷料，引流管一般术后 1 周拔除，引流管拔除后可坐浴。

（单淑珍　聂　敏）

参考文献

［1］ 李春雨，汪建平.肛肠外科手术学.北京：人民卫生出版社，2015：129-130.

［2］ 李春雨，汪建平.肛肠外科手术技巧.北京：人民卫生出版社，2013：80-81.

［3］ 李春雨.肛肠病学.北京：高等教育出版社，2013：63-64.

［4］ 聂敏，李春雨.护理干预对肛周脓肿合并糖尿病手术前后治疗效果的影响.结直肠肛门外科杂志，2015，21(1)：65-66.

［5］ 赖荣斌，李春雨.骶尾部藏毛窦84例诊治体会.中国普外基础与临床杂志，2013，2(20):183-186.

［6］ 严月平.12例骶尾部藏毛窦病人的护理.护理研究杂志，2013，5(27):1497-1498.

第5章 肛肠科门诊护理

第一节 门诊护理常规

一、检查室护理

1. 做好开诊前的准备工作，检查所需物品、纸张、器械是否齐全完好，放置在固定位置。

2. 保持诊室环境清洁、舒适、安静，室内空气新鲜。可根据病症性质，室温保持在 18～26℃，适宜检查。

3. 热情接待患者，耐心解答患者提出的问题，满足患者的合理需求。

4. 维持候诊秩序，做好肛肠科分诊工作，根据病种、病情安排候诊，护送患者到达候诊区，观察患者肛肠疾病有无出血脱出，出血与大便的关系，发现异常，及时报告医师，配合优先处理。

5. 保持室内一医一患，必要时留一人陪护。

6. 协助医师完成各项检查，根据病情测量生命体征，记录在门诊病历本。

7. 严格执行消毒隔离制度，诊室应配备流动水洗手设施或快速手消毒剂。

二、治疗室护理

1. 保持室内清洁整齐，物品、器械应固定放置，定期进行彻底的清洁整顿及空气消毒。

2. 及时准备完成各项治疗，如灌肠、直肠给药等；应用多种不同方式（如电视、录像、板报、折页、电子屏等）做好就诊患者及其家属对肛肠疾病的健康宣教；加强情志护理，使之对疾病、检查、治疗、护理等知识有一定了解，积极配合治疗。

3. 督促保洁员做好垃圾分类处理，防止交叉感染。

4. 做好肛肠科门诊诊室物品的清点、报废、请领、保管工作。

三、门诊手术室的护理

1. 术前一日了解门诊手术预约情况、手术名称，并准备手术物品。

2. 按照手术患者预约的顺序安排手术，临时增加手术请医生联系排台护士长。

3. 规范执行手术安全核查制度，手术患者和就诊卡及手术通知单要一致，实施三方核对并记录。

4. 规范文明用语，保护患者隐私，体现人文关怀。

5. 做好手术患者的监护，密切关注手术进展，并配合手术。

6. 协助手术医师做好手术体位摆放，做好手术患者的坠床、烫伤等风险评估，并针对性地采取预防措施。

7. 根据医嘱建立静脉通路、认真执行手术中安全用药制度，出现局部麻醉药物中毒反应时应按照应急流程汇报、抢救。

8. 规范设备使用。术前检查各仪器设备性能处于备用状态；

术中遵循操作规程安全使用；术后做好整理并记录。

9. 规范执行清点制度，严防异物遗留在体腔或组织内。

10. 监督手术人员的无菌操作。

11. 严格门禁及参观制度的管理，注意手术间安静、整洁、有序。

12. 手术标本电脑留取运送确认后患者在门诊清点单上签字，送往门诊病理科窗口。

13. 每日整理手术间，检查手术器械消毒有效期并补充所需手术包、耗材、药品，督促工友更换手术床被服。每月最后一个工作日检查耗材、药品有效期。

14. 术后用物进行分类处置，手术器械做好初步清洁；特殊感染手术，按照感染手术术后处置流程处理。

15. 按照实施手术进行手术收费，术后做好各类登记工作，每月第一个工作日统计手术量并汇总，报给科室文员。

四、换药室护理

1. 保持室内清洁整齐，物品、器械应固定放置，定期进行彻底的清洁整顿及空气消毒。

2. 换药室内可进行感染创口的敷料更换、脓肿穿刺抽脓及浅表脓肿的切开引流等。遇有铜绿假单胞菌等特殊感染病人应实行隔离，用过的敷料、器械应另行灭菌或焚烧等处理。

3. 治疗室内可进行无菌创口的拆线、封闭治疗、无菌病变及关节腔的穿刺注射等，应严格遵守无菌操作技术规程。

4. 换药室与治疗室内的敷料及器械不得混用。

5. 按无菌操作原则，分别处理无菌与感染创口。无菌器械及污染器械必须严格分开放置，并明确标记，以免混用。

第二节　门诊手术患者的护理

一、术前护理

1. 肛肠病患者术前普遍存在恐惧心理，害怕术中术后疼痛、出血，担心术后大便失禁或排便困难，术前应做好解释，消除患者顾虑。

2. 询问既往史及药物过敏史。

3. 术前一般不禁食，术前一天晚餐及当天早餐应半流质饮食，术前 2 小时应限制饮水，忌空腹手术以防术中虚脱。

4. 肠道准备。目前肛肠疾病的术式多采用开发性切口，术后第 2 天起可照常大便，因此术前不需清洁灌肠，但术前常使用两枚开塞露灌肠，以防手术当天排便造成大出血。

5. 皮肤准备。术前一天剃去患者肛周及会阴部的毛发，嘱患者用肥皂水清洁肛周及会阴部皮肤，以利于手术时皮肤消毒和切口处理。

6. 术前测血压、做皮试，术前 10 分钟遵医嘱给病人肌内注射鲁米那 0.1g。

7. 进入手术室前，应让患者排空小便以防术后膀胱过早膨胀而造成尿潴留。

二、术后护理

术后护理直接关系到手术成败，不宜忽视。术后护理包括饮食调节、大便调理、伤口处理及术后并发症处理。

1.饮食调节 指导患者做好饮食调节，如术后忌食辛、热、燥、辣食物，忌烟酒、宜食清淡之品。术后当天，小便未通畅前应限制饮水，小便通畅后可给流质饮食，如蛋清、藕粉糊。术后第2～4天，宜半流质饮食；可适当进食水果，如香蕉、梨，多吃蔬菜汤；术后第7天改为普食，宜多食些含纤维素多的食物，以防大便秘结，术后第10天起，可恢复正常饮食，并适当补充营养，以利于伤口愈合。

2.术后大便调理 手术当天应禁止排便，以防大出血。术后第2天尽量不排便，若患者需排便，便后应仔细观察伤口出血情况。术后第3天起可正常排便，且尽量保持大便通畅，若大便秘结，应适当使用润肠通便药，如润肠丸、通泰胶囊等。

三、健康指导

随着社会的发展，人们生活水平的不断提高，人们对健康的需求日益增加。现已不仅满足于有病治病，更需要得到疾病的预防、护理、康复促进、保健指导等方面的服务；护理的对象也从患病的人扩展到健康的人，从个体扩展到群体；护理的任务从疾病的护理扩展到从健康到疾病的全过程的护理。因此，开展健康教育成为护理工作的重点。

1.居室保持安静、清洁、空气新鲜；保持情绪稳定，心情舒畅、愉快，避免急躁、忧虑的情绪；注意休息，养成定时排便习惯，保持大便通畅。

2.饮食宜清淡、富于营养，易消化之品，多食蔬菜、水果、蜂蜜等，忌烟、酒、葱、蒜、辣等刺激之品。

3.注意生活起居，勿做重体力劳动，避免久坐、久蹲、久站等不良刺激。

4.平时注意肛门部卫生，大便后用温开水坐浴；常洗澡，勤换内裤、内衣，避免肛门部感染及肠道病发生。

5.平时保持大便通畅，大便秘结时勿用力努挣，可给予润肠通便剂，如麻仁丸或开塞露等以通便；大便后清洗肛门，宜用干净柔软的纸巾擦拭肛门。

第三节　艾滋病病人合并肛周脓肿的护理

【概述】

肛周脓肿是一种常见的肛门直肠疾病，是直肠肛管周围软组织内或其周围间隙发生的急性化脓性感染，并形成脓肿。脓肿是肛管直肠周围炎症的急性期表现，局部表现以红、肿、热、痛为主要症状。艾滋病是由人类免疫缺陷病毒（HIV）感染所致的慢性传染病，合并肛周脓肿的患者病程较长，且治疗过程中，既要治疗肛周脓肿引发的感染，又要防止被外界感染。

【护理】

（一）护理评估

1.患者的饮食、排便习惯及诱发因素。

2.肛周症状及伴随症状。

3. 直肠检查结果、感染情况。

4. 心理社会情况。

（二）护理措施

1. **心理护理**　自卑心理是患者最大的心理障碍，认为自身对朋友及家人造成了威胁，影响家人的生活，害怕家人的冷落、漠视。表现为孤单、寂寞、少言寡语。服用抗病毒药物有一定不良反应，患者难以忍受，易怒，情绪波动大。护理时应尊重患者，保护患者隐私。可固定一名年资较高、经验丰富的护士与患者进行沟通，沟通过程中对患者的需求了然于心，做出情感回应，使患者感受到被理解、被接受和被尊重。

2. **疼痛的护理**　患者术前肛周脓肿表现为持续性的胀痛，诚邀患者平卧时以患者自己感到舒适为宜；术后采取去枕平卧 6 小时，术后第 1 天鼓励患者下床活动；休息时以俯卧位或侧卧位为好，保持舒适的体位。

3. **伤口的护理**　每日患者大便后伤口换药，初期脓液较多时，用双氧水或苯扎氯铵溶液进行清洗消毒，包括切口、内口，术后 3 ～ 4 天脓液减少时，用温水进行清洗，始终保持患者切口引流通畅；遵医嘱合理使用抗生素，教会患者便后清洁肛周。

4. **饮食护理**　麻醉后 6 小时予以患者半流质饮食，术后第 1 天予以普食；嘱患者忌烟酒，勿食用辛辣刺激性食物，多食营养丰富、清淡、少渣、易消化的饮食，多食蔬菜、瓜果，提高机体免疫力，预防便秘。

5. **消毒隔离**　加强无菌观念，严格执行消毒隔离制度。病室内设单独的卫生间及洗手装置，摆放免洗手消毒凝胶。体温计、听诊器、血压计专人专用；患者所有的垃圾废物存放在双层黄色传染性袋中，单独回收焚烧。采血时将采血管做好特殊标记，放入坚固防漏的塑料箱内密封送检。患者做辅助检查、治疗时，护士先电话通知辅助科室，做好消毒隔离。对出院患者使用的仪器及设备用含有效氯 1000mg/L 消毒溶液进行消毒。

6. **加强职业防护**　加强对不同年资的护士有针对性地进行职业安全培训，增强防护意识，减少职业暴露。严格执行标准预防操作原则，遵守规范操作流程。严格执行手卫生制度，做好职业防护。

7. **健康宣教**　告诫患者保持良好的生活方式，多饮水，每日饮水量保持在 1000 ～ 1500ml。教会患者做提肛运动，保持大便通畅，便时不要过度用力、久蹲。避免复发的高危因素，如肛交。保持生活有规律，加强锻炼，增强体质；不宜久站、久坐、久蹲，应注意休息，经常变换体位。告知患者及其家属预防或减少患者机会性感染的方法，如机会性感染的临床症状及生命体征等；或有特殊情况应及时就诊。鼓励患者对其家属和朋友说出自己的病症，有助于患者得到家属和朋友的关心与支持。

（唐　红　聂　敏）

参考文献

［1］ 盛楚华．门诊肛肠手术患者的临床护理．汕头大学医学院学报，1998，11（3）：64-65.

［2］ 余桂玲．对痔疮患者实施健康教育的护理程序．基层医学论坛，2010，14(9)：248-249.

［3］ 刘颖．2 例艾滋病合并肛周脓肿患者的护理．天津护理，2016:24(2)：140-141.

［4］ 张晓黎，郭迎树．中医护理在治未病中的优势与实践．中国医药导报，2009，6（8）：72-75.

第**6**章 肛肠科病房护理

根据肛肠疾病专科特点，对患者进行细致、周到、完善的专科护理，可以最大限度地减少手术并发症，减轻患者的痛苦，进而促进患者早日康复。

第一节 一般护理

1. 患者入院时护士应热情主动迎接，向患者介绍病区环境，住院规章制度，探视陪伴制度，做好入院介绍和安全管理宣教工作。测量体温、脉搏、呼吸、血压、体重、身高。建立住院病历及一览卡，介绍主管医师和责任护士，护送患者至指定床位，通知管床医师做好接诊准备。

2. 嘱患者注意休息，病室内经常保持整洁、安静，舒适，禁止吸烟，保持空气流通，根据病情调节适宜的温湿度。

3. 新入院患者每日测量体温、脉搏、呼吸 4 次，连续 3 天。体温在 37.5℃以上每日测量体温、脉搏、呼吸 4 次；体温在 39℃以上，每 4 小时测量 1 次，待体温恢复正常 3 天后，改为每日测 1 次。每日询问大小便 1 次。书写护理病历，掌握病情，了解诊断和治疗，严密观察患者症状及体征变化。

4. 根据病情，按医嘱进行分级护理，指导饮食，注意饮食宜忌。

5. 督促患者住院期间留取三大常规（血、尿、粪）标本送检，并测定出凝血时间、肝肾功能免疫全套，做好心电图、肝胆彩超、胸片等相关检查。

6. 依据分级护理要求巡视病房，及时了解患者的生活起居、饮食、睡眠和情志等情况，做好相应护理。

7. 密切观察患者的神志、面色、体温，脉搏，呼吸，舌象、皮肤、出汗、二便等变化，若发现病情突变，可先行应急处理，并立即报告医师。

8. 观察患者排便规律及其性状，有无腹泻、便秘、便血、便时有无疼痛、有无脱出物等，并做好记录。

9. 按医嘱及时准确给药，并观察记录用药效果和反应。

10. 急危重症及大手术的患者要制订相应护理计划，随时观察患者异常情况及时汇报处理并观察疗效,做好护理实施和记录。

11. 严格执行消毒隔离制度，严格执行手卫生防止交叉感染，做好病床单位的终末消毒。

12. 需手术患者，要做好术前准备和术后护理的指导。

13. 根据患者住院的不同时间段，如入、出院前后，手术前后，特殊用药和特殊检查前后，进行实时健康教育和出院指导。

第二节　心理护理

现代医学模式为生物—心理—社会医学模式。心理因素在疾病的发生、发展、治疗和预后方面有极大的影响力。肛肠疾病的特殊性质使大多数患者产生害羞、自卑、紧张、恐惧、焦虑、猜疑、忧郁和依赖等心理，这些心理因素会对疾病的治疗及康复产生不利的影响，因此，做好患者的心理护理至关重要。

一、改善患者情绪的主要因素

当患者开始接触医护人员时，医护人员的言行举止就会对患者产生影响。文明的举止、温馨的话语、良好的仪容、优质的服务、专业的医术等，才能取得患者的信任和合作，反之则会产生不利的影响，甚至出现难以预料的情况。因此医护人员必须以和蔼可亲的态度，运用巧妙的语言，让患者感到亲切和信赖。医护人员的语言、表情、态度、行为等，是影响患者情绪的重要因素。患者入院以后，应帮助其熟悉病区环境、医护人员，了解医院的规章制度，消除对医院的陌生感，尽快适应住院生活。护理人员与患者的心理沟通是非常重要的，护理人员的行为、语言、表情对改变患者的心理状态或行为，减轻其痛苦，帮助其建立有利于治疗的最佳心理状态是十分必要的；与患者之间形成诚实亲切的交流和沟通，使患者以良好的心态配合治疗，促进康复。

二、对害羞焦虑患者的心理护理

肛肠疾病的特殊性使很多患者有害羞心理，尤其是女性患者，对各种检查，如肛门镜、指检等存在恐惧心理。在检查前须向患者及其家属说明检查的目的和必要性，介绍检查方法的安全性，并采取必要的私密性保护措施，以减轻或解除患者的焦虑及羞涩心理，取得患者的主动合作。护士在检查前应准备好检查用品，调整好患者的体位，协助医生进行检查工作。

　　患者最常见最关心的问题是疼痛、肛门功能恢复及术后复发。肛肠疾病，如肛裂、肛周脓肿、肛瘘等术后疼痛是病人对手术产生恐惧心理的主要因素。肛肠疾病手术切口大多数为开放性，肛门局部存在有丰富的神经组织，各种因素刺激，括约肌痉挛等导致术后存在不同程度的疼痛，患者常出现焦虑、紧张、烦躁等心情，而这种心理无疑会加重疼痛。疼痛的程度不仅与疼痛刺激的部位、强度、频率成正比，还和患者的意志、情绪、性格、信仰等诸多心理因素有关。应帮助患者正确认识及对待疼痛，术后为患者提供良好的环境，及时有效地处理疼痛，帮助患者保持良好而稳定的心理状态，可增加其对疼痛的耐受力。部分患者对手术后会影响到肛门收缩功能而有些顾虑，应向患者详细说明手术的种类、范围、损伤程度及术后恢复情况，以及疾病复发情况，向患者说明手术的效果、复发原因及预防措施。通过耐心细致的工作，使患者消除顾虑，愉悦地接受手术。

三、对紧张、恐惧患者的心理护理

　　患者对身体疾病往往有许多疑虑，当患者希望了解病情时，应根据患者不同的心理特点，在允许的情况下对病情、治疗方法及预后做出详细、准确的解答，增强患者战胜疾病的信心，使患者有一定的思想准备，对疾病有全面的认识，积极配合治疗。心理学研究证明，术前的心理状况与患者耐受手术的能力有直接关系。临床常可见到患者过度焦虑和紧张会导致术前、术中和术后虚脱。由于患者对手术估计不足，缺乏必要的心理准备，不仅不能很好地适应手术，而且在术后容易产生新的心理问题，给治疗和康复带来困难。

四、对消极型患者的心理护理

痔是妇孺皆知的常见病、多发病，在民间"痔疮"一词，几乎成为肛肠疾病的代名词。很多人认为"十人九痔"，认为痔是一种小毛病，无关紧要，不会危及生命，因此一拖再拖。有的人对类似痔的疾病仅按痔进行治疗，却忽视了致命的直肠癌，最终失去最佳手术时机。并且发病时不注意护理，手术后不注意休息，长时间坐、站、走动，在生活上不节制，照常吸烟、喝酒、吃辛辣刺激性食品，导致病情反复，治愈时间缓慢。护理人员对这种患者要耐心做工作，让患者认识到护理的重要性，特别是术后护理是非常必要的；还要督促好患者按护理要求去做。患了肛肠疾病一定要早诊断、早治疗，切莫因"痔疮"而掩盖了直肠癌这一真正危害人体健康的大敌。

第三节　饮食护理

肛肠手术患者应高度重视饮食，饮食护理对医疗效果有着直接影响。中医在防治疾病中非常重视饮食调养，远在周代就设有"食医"的专职，到了元代又有介绍食疗和营养的专著《饮膳正要》，同时设置了"饮膳太医"之职。《素问》指出："五谷为养，五果为助，五禽为益，五菜为充，气味合而服之，以补精益气。"可见古人早已认识到饮食调护在治疗中的重要地位。由此可见,合理的饮食调护是极其重要的。

一、饮食种类

饮食一般分为流食、半流食、软食和普食四种。

1. **流食**　适用于病情严重的高热、急性传染病,消化道疾病或手术后患者。此种膳食为液体和糊状无渣饮食,便于消化、吞咽,宜少量多餐,每 2 小时一餐一日 6 餐。膳食品种可选牛奶、豆浆、冲碎蛋花、杏仁茶、米汤、肉汤、果汁等。

2. **半流食**　适用于高热、体弱及消化道疾病,如腹泻、消化不良等患者,半流食品种可选用稀粥、面片儿、挂面、藕粉、豆腐脑、蛋花汤、蒸蛋等。主副食中可加嫩菜叶、菜泥、肉末、肉泥等,一日 5 餐,维持人体正常营养需要量。忌食油腻食品及含粗纤维食物、辛辣及刺激性较强的调味食品。

3. **软食**　用于低热、消化不良、老年人、消化咀嚼不良的幼童或疾病恢复期的患者。此种膳食需采用易消化、易咀嚼、细软、无刺激性、含纤维素少的食品,一日 3 餐为宜,可选用软米饭、面条、面片、发糕、包子、馄饨、蛋类(非油炸)及豆制品等,忌辛辣食品和生冷食品。由于软食在烹调上要求的是烂、软,可能丢失一定的营养成分,故需补充果汁、菜汁等。

4. **普食**　适用于膳食不必受限制,消化功能正常,疾病处于恢复期的患者。可进一般饮食,一日三餐。多食新鲜果蔬,除特殊禁忌外,要少食辛辣硬固食物,少用油腻食物。

二、饮食护理要点

1. 患者饮食是由医师根据病情决定的，一定要按照医嘱的饮食种类严格执行，不能随意变动。经常巡视检查，发现不符合者及时纠正，以免因饮食不当而影响病情。同时也应注意民族习惯，适当照顾。

2. 饭前半小时应停止不必要的护理。对于卧床患者根据需要给予便器，协助患者洗手，扶助老弱患者坐起，床上置小桌，方便就餐。撤走一切污物，整理病室，使病室清洁整齐，空气清新，温度适宜，气氛和谐，进餐前不要与患者讨论病情和不愉快的事情，以免影响食欲。最好在进餐时播放轻松愉快音乐，使患者心情舒畅，增进食欲，帮助消化。

3. 患者使用餐具应清洁整齐，食物应注意色、香、味并注意观察患者进食情况，鼓励患者按规定吃饱吃好，对重症患者要帮助进餐，必要时喂食。餐后可以饮少量温开水，并注意口腔清洁卫生。

4. 患者家属或亲友送来的食物，医护人员应注意检查，对于不宜进食的食物应劝其退回，并耐心讲明利害关系，已取得他们的配合。

5. 饮食要注意卫生，要有节制，要定时定量，病愈初期不要暴饮暴食，以免因饮食不慎引起疾病复发。

6. 规劝患者自觉戒掉不良的嗜好，做好饮食调养，以维护身体健康。

7. 做好有关饮食调理的卫生知识宣传，使患者养成良好的饮食习惯，有利于身体健康。

总之，肛肠病患者饮食宜清淡易消化、富于营养之品，忌食辛辣、油腻、炙烤及易产生肠胀气或能引起过敏的食物，禁饮酒。肛肠病如痔、瘘、肛裂、脱肛患者适当多吃些蔬菜、水果等多渣食物，以利于大便通畅；而结肠炎、肿瘤患者则宜食少渣饮食以减轻局部刺激。

第四节　围术期护理

一、术前护理

（一）肛门疾病的术前护理

1. **心理护理**　了解患者的心理变化，解除顾虑，取得合作。肛肠疾病部位特殊，患者多有害羞心理，尤其是女性患者，男性医师给女性患者做肛门检查时要有一名女性护士陪同，解除患者顾虑，避免害羞心理。

2. **常规检查**　协助医师做好肝、肾、肺、心脏等重要脏器功能检查，如血、尿、粪三大常规检查，血生化、免疫全套、心电图及相关特殊检查。是否存在近期感染性疾病。

3. **饮食护理**　根据患者的手术种类、方式给予饮食指导，鼓励摄入营养丰富、易消化、无刺激性的食物。一般全身麻醉术前 12 小时禁食、禁水，硬膜外麻醉及骶管麻醉术前 6 ～ 8 小时禁食、禁水。

4. **休息护理**　适当活动，保证充足睡眠，减少体力消耗。

5. **肠道准备**　清洁灌肠或口服肠道清洁剂，充分清洁肠道。

6. **皮肤准备**　术前一天沐浴洗头，修剪指甲及更衣，做好手术区皮肤准备。

7. **病情观察** 观察生命体征及病情变化，详细询问患者有无不宜手术的情况。

8. **健康指导** 告知术前准备的重要性，以取得患者的配合；介绍手术方式及术中配合的注意事项。

9. **手术日晨的护理**

（1）测量体温、脉搏和呼吸、血压，详细询问患者有无不宜手术的情况。嘱患者取下活动义齿、戒指、项链、发卡和其他贵重物品。

（2）询问患者肠道准备是否完全，并指导患者排尽大小便后清洗肛周，并更换宽松内裤。

（3）遵医嘱肌内注射麻醉前用药及术前置管等。

（4）患者送至手术室前检查腕带，核对床号、姓名、住院病历号，各种检查单、术中用药随同患者带入手术室进行交接。

（二）结直肠疾病的术前护理

1. **术前宣教** 结肠造口手术虽是挽救直肠癌患者生命的措施之一，但许多人在术前仍难以接受，因其对患者肉体和精神都是一种严重打击。因此，术前对患者的解释和宣教是非常必要的。

2. **心理护理** 心理护理在术前护理中具有重要意义。通过心理护理，可以解除患者恐惧紧张的不良心理，使患者手术时处于最佳心理状态，为保证手术顺利创造条件。

3. **饮食准备** 术前3天进食少渣饮食，术前1天改为流质饮食，一般在手术前12小时开始禁食，术前4～6小时禁水，以防因麻醉或手术中呕吐而引起窒息或吸入性肺炎。

4. 皮肤准备　皮肤的清洁是预防切口感染的重要环节，手术前一天应剃除手术区切口周围 15 ～ 20cm 范围内毛发，腹部手术区用 70% 乙醇擦洗。范围是从剑突到大腿上 1/3 前内侧及外阴部，两侧到腋后线，如需切除肛门还应包括会阴及肛门部。督促能活动的患者自行坐浴，洗头发，修剪指（趾）甲，更换清洁衣物。

5. 肠道准备及抗生素准备。

6. 术前药物　执行麻醉科医师医嘱，准备给予术前药物。术晨测量体温、脉搏、呼吸、血压，注意有无感冒或其他变化，询问女性患者是否月经来潮。

7. 留置胃管、导尿　根据病情需要安置胃管和导尿管，手术前取下患者的眼镜、义齿和贵重钱物，当面交护士长保管。

8. 术前备血　行血型鉴定和交叉配血试验，根据不同手术需要，备好足够量的全血，同时做好补液的一切准备。

9. 抗癌药物和特殊器械　备好术中所用的抗癌药物（如氟尿嘧啶）和特殊器械（吻合器、闭合器等）。

10. 造口定位　做好结肠造口的设计与定位，便于术中操作。

二、术后护理

（一）肛门疾病术后护理

1. 床边交接　向麻醉师或巡回护士了解手术经过，观察患者意识恢复和麻醉苏醒情况，做好床边交接班。搬动患者时动作轻柔，注意保暖。检查静脉输液是否通畅，根据患者麻醉方式及手术部位取适当体位。正确连接各种引流装置，并妥善固定引流袋。

2.体位与休息 肛门直肠手术后的体位，一般不予限制。手术后的患者可根据病情卧床休息，以减少肛门刺激、疼痛、出血和避免直立性虚脱。创面愈合以前，禁止过度疲劳，在痔核脱落期更应避免剧烈活动，防止出血。

3.饮食护理 根据麻醉及手术方式给予术后相关饮食指导，肛肠患者的饮食宜清淡、易消化、富有营养，忌食辛辣、油腻及易产生肠胀气或能引起过敏的食物。应多吃蔬菜、水果等多渣饮食保持大便通畅。而结肠炎、结肠肿瘤患者则宜食少渣饮食，以减轻局部刺激。饮食注意卫生，要定时定量不要暴饮暴食，便秘或腹泻都会影响伤口愈合。

4.病情观察

（1）生命体征：根据病情及医嘱定时测量体温、脉搏、呼吸、血压，密切观事患者的神态、面色、体温、脉搏、呼吸、舌象、皮肤、出汗、二便等变化，注意观察有无低血糖、直立性低血压的发生，如有异常及时报告医生处理。

（2）切口观察：观察伤口有无渗血、渗液，保持切口敷料清洁干燥，并给予相应的处理和护理。

5.排尿护理 术后应注意患者的排尿情况，术后 6～8 小时未排尿者应检查膀胱是否充盈，如出现排尿困难应给予帮助，可给予热敷。诱导排尿无效后要汇报医生处理，给予导尿或留置导尿。

6.排便护理 手术后应在 24 小时内控制排便，避免对切口带来不利影响，如水肿、出血、疼痛。术后首次排便护士应予指导，排便困难可根据病情给予缓泻剂、简易通便或灌肠处理。

7. **坐浴护理**　便后及时清洗，保持局部清洁舒适。必要时用 1∶5000 高锰酸钾溶液或复方荆芥熏洗剂熏洗坐浴，控制温度在 43 ～ 46℃，每日 2 次，每次 20 分钟，可有效改善局部血液循环，减轻出血、疼痛症状。

8. **换药护理**　肛门、肛管手术因其受污染机会较多，伤口处理甚为重要，按伤口的不同阶段、不同情况，分别给予不同处理。每日评估处理伤口，使伤口由内向外正常生长。

9. **肛门功能训练**　提肛运动可以改善肛门局部血液循环，并锻炼肛门括约肌收缩功能。

（二）结直肠疾病的术后护理

1. **术后常规准备**　在患者由手术室返回病房前，护理人员应根据患者病情及手术方式和麻醉要求，准备好所需设备、用物及急救药品等。

2. **病情观察**　当患者回到病房后，密切观察患者的体温、脉搏、呼吸、血压、血氧饱和度，如有异常及时报告医生并配合处理。

3. **引流管护理**　检查引流管连接是否通畅，按医嘱连接持续吸引或引流，观察引流液的性质、颜色和数量并做好记录。

4. **输液及输血管理**　检查和调整输液及输血的速度，注意防止输液针头及引流管脱落，检查切口敷料有无渗出，局部有无肿胀。

5. **术后饮食**　肠道手术和非肠道手术的饮食决定于手术级别，麻醉的种类和患者对手术和麻醉的反应。一般术后禁食，术后排气后可进流食，1 周后可改为半流食。少量多餐，每日可进食三四餐，2 周后没有特殊不适可进普通饮食。

6. **术后活动**　术后早期下床活动可以促使肠蠕动早日恢复，

以减少腹胀，对防止并发症（如肺不张、坠积性肺炎、肠粘连）的发生有重要作用。患者清醒后就可以活动四肢，术后 12 小时可被动活动躯体，术后 1～2 天即可自主活动。

7. 导尿管的护理　应注意观察尿量及其性状，定时开放尿管排尿，训练患者定时排尿，尿管应尽早拔出，每日要进行尿道口护理。留置导尿管期间应防止泌尿系感染，肛管直肠癌手术患者导尿管的拔出应在 1 周之后。

8. 会阴切口的护理　术后会阴切口放置负压引流管应保持通畅，并注意引流物的性状和颜色、数量，保持敷料清洁干燥，如有污染和渗血，应及时更换敷料。引流管一般术后 1 周拔除，引流管拔出后可行药物坐浴。

9. 人工肛门的护理　肛管直肠癌术后，不保留肛门的患者，要做腹部造瘘，造瘘口暂时封闭，在术后 2～3 天开放。注意保护造瘘口周围皮肤，可涂抹氧化锌软膏，有稀便排出应及时清理；保护造瘘口周围皮肤干燥，更换敷料并避免稀便对伤口的污染，可将造瘘口与切口用敷料分隔开，注意保护造瘘口，并在瘘口上覆盖凡士林纱条。密切注意造瘘口的血运情况，有无肠回缩或肠造瘘口狭窄，如有异常应及时处理。在患者出院前应教会患者将造瘘袋直接佩戴在人工肛门上收集粪便并随时清洗更换。指导患者每日晨、晚用腹部加压的方式帮助排便，以尽可能形成规律性排便，减少无规律排便带来的麻烦。此外，还可以采用结肠造瘘灌洗法来控制大便，清洁肠道。

10. 预防护理并发症　术后患者惧怕伤口疼痛而不敢咳嗽，容易发生坠积性肺炎，护士要给患者做好解释工作，避免并发症的发生。应鼓励患者深呼吸和咳嗽，咳嗽时护士双手帮助患者向中心推压切口，减少伤口疼痛。

第五节　出院健康指导

肛肠手术患者治愈出院后，患者可因各种诱发因素而再次入院，为减少复发，出院指导具有重要的意义。

（一）肛门疾病出院健康指导

1. 防止肛门瘀血

（1）久坐、久站、久蹲、久行职业的人，应经常变换体位，并经常加强体育锻炼，多做提肛运动，以改变局部血液循环。负重远行时可多做深呼吸和提肛运动，加强肛门括约肌的收缩功能，促进静脉回流。防止肛门瘀血，避免久坐潮湿之地。

（2）多做提肛运动，每日 1 ～ 3 次，每次 3 ～ 5 分钟。提肛运动可以改善肛门局部血液循环，也可以锻炼肛门括约肌的收缩功能。

2. 饮食调节　不过饮、过食或偏食，要多吃蔬菜、水果，多饮开水，多吃粗、杂粮食品，少食油煎、油炸及刺激性食物，如白酒、辣椒等以避免辛辣食物对肛门直肠部位的刺激。

3. 养成良好的卫生习惯　经常洗澡和坐浴，勤换内裤，要穿透气性较好的内裤，便后和睡前要用温水清洗肛门，保持肛门清洁、干燥。

4. 保持大便通畅

（1）养成每日定时排便的习惯：排便时间最好选择在晨起

或早饭后，因起立反射和早饭后产生的胃、结肠反射，可使结肠蠕动加快，直肠内压增高而产生排便反射。但同时避免蹲厕过久，应缩短排便时间。

（2）不要久忍、强忍大便，减少粪便在直肠内被过多地吸收水分和停留时间过长，也避免干硬粪块对肛门组织的压迫、冲击和损伤。

（3）积极防治便秘：应针对病因进行治疗，不应滥用泻药，过多使用泻药和灌肠会造成药物性便秘。经常便秘者应在医生指导下服用一些润肠药，如麻仁丸等。

（4）避免腹压增高：凡能引起腹内压力增高的疾病，应及时治疗，如痢疾、腹泻、久咳、前列腺增生、子宫肌瘤、腹部肿瘤等。

（5）及时治疗疾病：如发现肛门疼痛、瘙痒、出血、分泌物增多、皮肤肿胀，肛内有物脱出、大便变形、次数增多，或便中带暗红色血液、黏液、脓血等，应及时去医院诊治，不可随意自行用药。

（6）防止损伤：便后应避免用硬纸壳、报纸等过硬或不卫生的物品擦拭肛门，防止损伤而引发感染、出血。

5.加强肛门功能锻炼 肛门功能训练能促进局部血液循环，并锻炼肛门括约肌功能，减少痔静脉瘀血扩张，防止内痔和直肠脱垂。方法：每日清晨起床前、每晚入睡前和每次大便后，做提肛锻炼，可以平卧也可以站立、坐或蹲，配合呼吸，吸气时收住肛门3～5秒，呼气时放松肛门10秒，间隔少许，再重复做一次。一般5次为一组，每次锻炼3～5组。

（二）结、直肠疾病出院健康指导

1. **正确对待疾病，保持乐观情绪**　过分焦虑、忧郁、愤怒等不良情绪会造成免疫功能减退，不利于疾病的恢复。

2. **合理调整饮食结构**　饮食要多样化，要多吃低脂肪、高纤维素饮食；精米、精面和粗粮、杂粮搭配起来吃；多吃植物蛋白，少吃动物蛋白，少吃反式脂肪和饱和脂肪，少食用刺激性食物，保持大便通畅，防止大便秘结。

3. **加强营养**　适当增加蛋白质的摄入，但要避免长期高热量、高脂肪饮食。戒烟酒。

4. **生活规律，劳逸结合**　恢复期患者可以参加散步、体操、气功、打太极拳等轻微体育活动，力所能及地做一些家务，体力恢复后可以旅游、登山、郊游、游泳、跳舞等，但一定要量力而行，不要过量。

5. **养成良好的生活习惯**　有一定的作息时间和生活规律，不要久卧床，戒除不良嗜好，戒掉烟酒。

6. **不要滥用镇痛药**　如盐酸哌替啶、吗啡等药物，以防抑制呼吸。

7. **定期复查**　一般大肠癌头两年的复发率最高，因此患者需要每 3～6 个月复查一次，防止肿瘤术后的复发或转移。

8. **做好结肠造口患者术后康复指导**　正确选择造口袋及更换造口袋。人工肛门应定期用示指深入造口进行扩张，以防狭窄而导致排便不畅。

（翁霞惠　勾玉莉）

参考文献

［1］　李春雨.肛肠病学.北京：高等教育出版社，2013：66.

［2］　李春雨，汪建平.肛肠外科手术学.北京：人民卫生出版社，2015： 185-190.

［3］　张有生，李春雨.实用肛肠外科学.北京：人民军医出版社，2009：388-389.

［4］　肖振球，吴和木，田建利.肛肠疾病的诊疗及微创技术.上海：第二军医大学出版社，2012： 109-112.

第一节　痔患者的护理

痔是肛垫的病理性肥大、移位及肛周皮下血管丛血流淤滞形成的团块。是一种常见病、多发病，其发病率居肛门直肠疾病的首位，约为80.6%。随着年龄的增长，发病率逐渐增高。任何年龄皆可发病，但以20～40岁为最多（图7-1）。主要表现为便血、肿物脱出及肛缘皮肤突起三大症状。

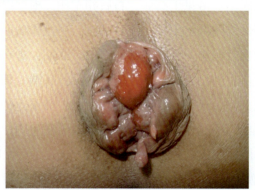

图7-1　混合痔

【护理评估】

（一）临床表现

临床上，痔分为内痔、外痔、混合痔及环形痔4种（图7-2）。

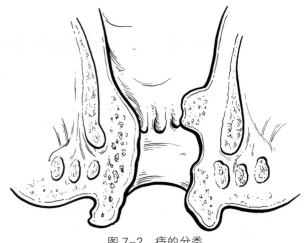

图 7-2　痔的分类

1. **内痔**　临床上最多见，占 64.1%。主要临床表现是无痛性便血和肿物脱出。常见于右前、右后和左侧。根据内痔的脱出程度，将内痔分为四期。Ⅰ期：便时带血、滴血或喷射状出血，色鲜红，便后自行停止，无肛内肿物脱出。Ⅱ期：常有便血，色鲜红，排便时伴有肿物脱出肛外，便后可自行还纳。Ⅲ期：偶有便血，便后或久站、久行、咳嗽、劳动用力、负重远行增加腹压时肛内肿物脱出，不能自行还纳，需休息或手法还纳。Ⅳ期：痔体增大，肛内肿物脱出肛门外，不能还纳，或还纳后又脱出。

（1）便血：其便血特点是无痛性、间歇性便后出鲜血，是内痔及混合痔的早期常见症状。便血较轻时表现为大便表面附血或手纸上带血，继而滴血，严重时则可出现喷射状出血。长期出血可导致患者发生缺铁性贫血。

（2）肿物脱出：常是晚期症状。轻者可自行回纳，重者需手法复位，严重时，因不能还纳，常可发生嵌顿、绞窄。

（3）肛门疼痛：单纯性内痔无疼痛，当合并有外痔血栓形成、感染或嵌顿时，可出现肛门剧烈疼痛。

（4）肛门瘙痒：痔块外脱时常有黏液或分泌物流出，可刺激肛周皮肤引起肛门瘙痒。

2. 外痔　平时无感觉，仅见肛缘皮肤突起或肛门异物感。当排便用力过猛时，肛周皮下静脉破裂形成血栓或感染，出现剧烈疼痛。

3. 混合痔　兼有内痔和外痔的症状同时存在。

（二）辅助检查

1. 直肠指诊　内痔早期无阳性体征，晚期可触到柔软的痔块。其意义在于排除肛管直肠肿瘤性疾病，如直肠癌。

2. 肛门镜检查　是确诊内痔的首选检查方法。不仅可见到痔的情况，还可观察到直肠黏膜有无充血、水肿、溃疡、肿块等，以及排除其他直肠疾病。

3. 直肠镜检查　定位准确，可准确诊断痔、直肠肿瘤等肛肠疾病。

4. 肠镜检查　对于年龄超过 45 岁便血者，应建议行电子结肠镜检查，除外结直肠肿瘤及炎症性肠病等。

（三）与疾病相关的健康史

1. 健康史和相关因素

（1）了解患者有无长期饮酒的习惯，有无喜食刺激性食物或低纤维素饮食的习惯。

（2）有无长期便秘、腹泻史，长期站立、久坐或腹压增高等因素。或有无痔疮药物治疗、手术史；有无糖尿病、血液疾病史。

（3）了解患者有无肛隐窝炎、肛周感染、营养不良等情况促进痔的形成。

（4）家族中有无家族性息肉病、家族中有无大肠癌或其他肿瘤患者。

（5）既往是否有溃疡性结肠炎、克罗恩病、腺瘤病史、手术治疗史及用药情况。

2. 身体状况

（1）注意观察患者的生命体征、神志、尿量、皮肤弹性等。

（2）排便时有无疼痛及排便困难，大便是否带鲜血或便后滴血、喷血、有无黏液、有无脓血、便血量、发作次数等。

（3）注意患者的营养状况，有无消瘦、头晕、眼花、乏力等贫血的体征。

（4）肛门有无肿块脱出，能否自行回纳或用手推回，有无肿块嵌顿史。

（5）直肠指诊肛门有无疼痛、指套退出有无血迹、直肠内有无肿块等。

（四）心理社会状况

1. 疾病认知　　了解患者及家属对疾病相关知识的认知程度，评估患者及家属对所患疾病及站立方法的认识，对手术的接受程度，对痔传统手术或微创手术知识及手术前配合知识的了解和掌握程度。

2. 心理承受程度　　患者和家属对接受手术及手术可能导致的并发症带来的自我形象紊乱和生理功能改变的恐惧、焦虑程度和心理承受能力。

3. **经济情况** 家庭对患者手术及并发症进一步治疗的经济承受能力。

（五）治疗要点

痔的治疗遵循三个原则：①无症状的痔无须治疗，仅在合并出血、痔块脱出、血栓形成和嵌顿时才需治疗；②有症状的痔重在减轻或消除其主要症状，无须根治；③首选非手术治疗，失败或不宜非手术治疗时才考虑手术治疗。

1. **非手术治疗**

（1）一般治疗：适用于痔初期及无症状静止期的痔。主要包括以下措施。①调整饮食：多饮水，多吃蔬菜、水果，如韭菜、菠菜、地瓜、香蕉、苹果等，忌食辣椒、芥末等辛辣刺激性食物。多进食膳食纤维性食物，改变不良的排便习惯。②热水坐浴：改善局部血液循环，有利于消炎及减轻瘙痒症状。便后热水洗浴擦干、便纸宜柔软清洁、肛门要保温、坐垫要柔软。③保持大便通畅：通过食物来调整排便，养成定时排便，每 1～2 日排出一次软便，防止便秘或腹泻。④调整生活方式，改变不良的排便习惯，保持排便通畅，禁烟酒。

（2）药物治疗：是内痔首选的治疗方法，能润滑肛管，促进炎症吸收，减轻疼痛，解除或减轻症状。口服致康胶囊，局部用复方荆芥熏洗剂或硝矾洗剂（张有生方）熏洗坐浴，可改善局部血液循环，有消肿、止痛作用；肛内注入普济痔疮栓或奥布卡因凝胶，有止血、止痛和收敛作用。

（3）注射疗法：较常用。适用于 I 期、II 期内痔。年老体弱、严重高血压，有心、肝、肾等内痔患者均可适用。常用的硬化剂有矾藤痔注射液、聚桂醇注射液、芍倍注射液、消痔灵注射液等。

（4）扩肛疗法：适用于内痔、嵌顿或绞窄性内痔剧痛者。

（5）套扎疗法：适用于单发或多发Ⅰ～Ⅲ期内痔的治疗。

（6）物理治疗：包括HCPT微创技术、激光治疗及铜离子电化学疗法等。

2. 手术治疗　当非手术治疗效果不满意，痔出血、脱出严重时，则有必要采用手术治疗。常用的方法主要有以下几种。

（1）内痔结扎术：常用于Ⅱ～Ⅲ期内痔。

（2）血栓外痔剥离术：适用于血栓较大且与周围粘连者或多个血栓者。

（3）外剥内扎术：目前临床上最常用的术式，是在Milligan-Morgan外切内扎术和中医内痔结扎术基础上发展演变而成，简称外剥内扎术。适用于混合痔和环状痔。

（4）分段结扎术：适于环形内痔、环形外痔、环形混合痔。

（5）吻合器痔上黏膜环切术（procedure for prolapse and hemorrhoids，PPH）：该方法微创、无痛，是目前国内外首选的治疗方法（图7-3）。主要适用于Ⅱ～Ⅳ期环形内痔、多发混合痔、以内痔为主的环状混合痔，也适用于直肠前突和直肠内脱垂。由于此手术保留了肛垫，不损伤肛门括约肌，故与传统手术相比具有术后疼痛轻、住院时间短、恢复快、无肛门狭窄及大便失禁、肛门外形美观等优点，临床效果显著。

（6）选择性痔上黏膜切除术（tissue selection therapy，

TST）：是一种利用开环式微创痔吻合器进行治疗的一种手术
方式。适用于Ⅱ～Ⅳ期内痔、混合痔、环状痔、严重脱垂痔、
直肠前突、直肠黏膜脱垂等。可准确定位目标组织，做到针对
性切除，并保护非痔脱垂区黏膜组织。TST 术式更加符合肛管
形态和生理，能有效预防术后大出血、肛门狭窄等并发症，值
得临床推广应用。

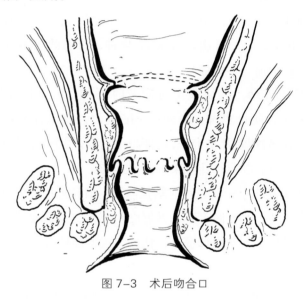

图 7-3　术后吻合口

【护理诊断】

1. **恐惧**　与出血量大或反复出血有关。

2. **便秘**　与不良饮食、排便习惯及惧怕排便有关。

3. **有受伤的危险**　出血与血小板减少、凝血因子缺乏、血
管壁异常有关。

4. **潜在并发症**　尿潴留、肛门狭窄、排便失禁等。

【护理措施】

（一）术前护理

1. **调整饮食** 嘱患者多饮水，多进食新鲜蔬菜、水果，多吃粗粮，少吃辛辣刺激性食物，忌烟酒。养成良好生活习惯。适当增加运动量，促进肠蠕动，切忌久站、久坐、久蹲。

2. **热水坐浴** 便后及时清洗，保持局部清洁舒适。必要时用 1∶5000 高锰酸钾溶液或复方荆芥熏洗剂熏洗坐浴，控制温度在 43～46℃，每日 2 次，每次 20 分钟，可有效改善局部血液循环，减轻出血、疼痛症状。

3. **痔块还纳** 痔块脱出时应及时还纳，嵌顿性痔应尽早行手法复位，防止水肿、坏死；不能复位并有水肿及感染者用 1∶5000 高锰酸钾温开水坐浴，局部涂痔疮膏，用手法再将其还纳，嘱其卧床休息。注意动作轻柔，避免损伤。

4. **纠正贫血** 缓解患者的紧张情绪，指导患者进少渣食物，术前排空大便，必要时灌肠，做好会阴部备皮及药敏试验，贫血患者应及时纠正。贫血体弱者，协助完成术前检查，防止排便或坐浴时晕倒受伤。

5. **肠道准备** 术前 1 日予全流质饮食，手术当日禁食，术前晚口服舒泰清 4 盒，饮水 2500ml 或术晨 2 小时磷酸钠盐灌肠液 133ml 灌肠，以清洁肠道。

（二）术后护理

1. **饮食护理** 术后当日应禁食或给无渣流食，次日进半流食，以后逐渐恢复普通饮食。术后 6 小时内尽量卧床休息，减少活动。6 小时后可适当下床活动，排尿、散步等，逐渐延长活动时间，并指导患者进行轻体力活动。

2. **疼痛护理** 因肛周末梢神经丰富，痛觉十分敏感，或因括约肌痉挛、排便时粪便对创面的刺激、敷料堵塞过多导致大多数肛肠术后病人创面剧烈疼痛。疼痛轻微者可不予处理，但疼痛剧烈者应给予处理。指导患者采取各种有效止痛措施，如分散注意力、听音乐等，必要时遵医嘱予镇痛药物治疗。

3. **局部坐浴** 术后每次排便或换药前均用1∶5000高锰酸钾溶液或复方荆芥熏洗剂熏洗坐浴，控制温度在43～46℃，每日2次，每次20～30分钟，坐浴后用凡士林油纱覆盖及再用纱垫盖好并固定。

4. **保持大便通畅** 术后早期病人有肛门下坠感或便意，告知其是敷料压迫刺激所致；术后3日内尽量避免解大便，促进切口愈合，可于术后48小时内口服阿片酊以减少肠蠕动，控制排便。术后第2日应多吃新鲜蔬菜和水果，保持大便通畅。如有便秘，可口服液体石蜡或麻仁软胶囊等润肠通便药物，宜用缓泻剂，忌用峻下剂或灌肠。避免久站、久坐、久蹲。

5. **避免剧烈活动** 术后7～15日应避免剧烈活动，防止大便干燥，以防痔核或吻合钉脱落而造成继发性大出血。

6. **并发症的观察与护理**

（1）尿潴留：因手术、麻醉刺激、疼痛等原因造成术后尿潴留。若术后8小时仍未排尿且感下腹胀痛、隆起时，可行诱导、热敷或针刺帮助排尿。对膀胱平滑肌收缩无力者，肌内注射新斯的明1mg（1支），增强膀胱平滑肌收缩，可以排尿。必要时导尿。

（2）创面出血：术后7～15日为痔核脱落期，因结扎痔核脱落、吻合钉脱落、切口感染、用力排便等导致创面出血。如患者出现恶心、呕吐、头晕、眼花、心慌、出冷汗、面色苍白等并伴肛门坠胀感和急迫排便感进行性加重，敷料渗血较多，应及时通知医师行相应处理。

（3）切口感染：直肠肛管部位由于易受粪便、尿液等的污染，术后易发生切口感染。应注意术前改善全身营养状况；术后2日内控制好排便；保持肛门周围皮肤清洁，便后用1：5000高锰酸钾液坐浴；切口定时换药，充分引流。

（4）肛门狭窄：术后观察患者有无排便困难及大便变细，以排除肛门狭窄。术后15日左右应行直肠指诊，如有肛门狭窄，定期扩肛。

【健康指导】

1. 指导患者合理搭配饮食，多饮水，多吃蔬菜、水果及富含纤维素的食物，少吃辛辣等刺激性食物，忌烟酒。

2. 指导患者养成良好的排便习惯，保持排便通畅，避免久蹲、久坐。

3. 便秘时，应增加粗纤维食物，必要时口服适量蜂蜜或润肠通便药物。

4. 出院后近期可坚持熏洗坐浴，保持会阴部卫生清洁，并有利于创面愈合。

5. 术后适当活动，切勿剧烈活动。若出现创面出血，随时与医师联系，及早处理。

6. 术后早期做提肛运动，每日2次，每次30分钟，促进局部血液循环。一旦出现排便困难或便条变细情况时，应及时就诊，定期进行肛门扩张。

（聂　敏）

第二节　肛裂患者的护理

肛裂是指齿状线以下肛管皮肤全层破裂形成的慢性溃疡（图 7-4）。主要表现为便后肛门疼痛、便血、便秘三大症状。一般地，将肛管裂口、前哨痔和肛乳头肥大称为"肛裂三联症"（图 7-5）。其发病率仅次于痔位居第二位，可发生于任何年龄，但多见于青壮年。具有"四最"特点：病变最小、痛苦最大、诊断最易、治法最多。

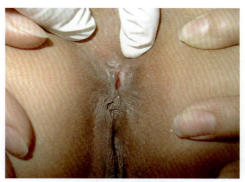

图 7-4　肛裂

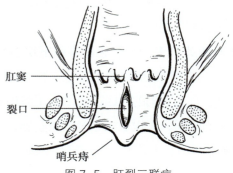

图 7-5　肛裂三联症

【护理评估】

（一）临床表现

肛裂患者的典型临床表现是疼痛、便秘和便血。

1. 疼痛　肛裂可因排便引起肛门周期性疼痛，这是肛裂的主要症状。排便时，粪块刺激溃疡面的神经末梢，立刻感到肛门灼痛或剧痛，便后数分钟疼痛缓解，此期称疼痛间歇期。

2. 便血　排便时常在粪便表面或便纸上有少量新鲜血迹或滴鲜血。出血的多少与裂口的大小、深浅有关，但很少发生大出血。

3. 便秘　因肛门疼痛不愿排便，久而久之引起便秘，粪便变得更为干硬，排便时会使肛裂进一步加重，形成恶性循环。这种恐惧排便现象可导致大便嵌塞。

（二）辅助检查

用手牵开肛周皮肤视诊，可看见裂口或溃疡，此时，应避免强行直肠指诊或肛门镜检查。

若发现侧位的慢性溃疡，应想到是否有结核、癌、克罗恩病及溃疡性结肠炎等罕见病变，必要时行活组织病理检查。

（三）与疾病相关的健康史

1. 健康史及相关因素　了解患者疼痛部位多与病灶位置及疾病性质有关。注意询问患者疼痛的部位、持续的时间、急缓、性质及病程长短，有无明确的原因或诱因；了解患者有无长期便秘史，便秘发生的时间、病程长短、有无便意感，起病原因或诱因；排便的次数和量；有无便血、肛门疼痛、腹痛、腹胀、嗳气、食欲减退、肛门坠胀、排便不尽、反复排便等伴随症状，甚至用手挖便的情况；有无用药史，效果如何。有无焦虑、烦躁、失眠、抑郁，乃至性格改变等精神症状。评估患者有无肛窦炎、直肠炎等诱发肛管溃疡的因素。

2. 身体评估

（1）便秘的原因很多，有功能性便秘和器质性便秘两种，应加以区分。

（2）有无便后肛周出现烧灼样或刀割样剧烈疼痛，缓解后又再次出现剧痛，持续 30 分钟至数小时不等。

（3）因惧怕肛周疼痛而不敢排便。便后滴新鲜血，或便中带新鲜血。

（4）肛裂便秘，多伴便后手纸染血、肛门剧痛，呈周期性。

（5）了解肛门局部检查结果，有无发现裂口、肛乳头肥大、哨兵痔、肛窦炎、皮下瘘、肛门梳硬结。

（四）心理社会状况

评估患者及家属对肛裂相关知识的了解程度及心理承受能力，其对治疗、护理等的配合程度。

（五）治疗要点

1. 非手术治疗

（1）调整饮食：对于急性新鲜肛裂，通过调整饮食、软化大便，可以缓解肛裂症状，促使裂口愈合。增加多纤维食物如蔬菜、水果等摄入，增加每日饮水量，纠正便秘。

（2）局部坐浴：用温热盐水或中药坐浴，温度 43 ～ 46℃每天 2 ～ 3 次，每次 20 ～ 30 分钟。温水坐浴可松弛肛门括约肌，改善局部血液循环，促进炎症吸收，减轻疼痛，并清洁局部，以利创口愈合。

（3）口服药物：口服缓泻剂如舒泰清或石蜡油，使大便松软、润滑，以利排便。

（4）外用药物：通过局部用药物如普济痔疮栓可缓解内括约肌痉挛以期达到手术效果。新近用于临床的奥布卡因凝胶可有效缓解肛管括约肌痉挛性疼痛，改善局部血液循环，促进肛裂愈合，疼痛剧烈者可以选用。必要时局部应用长效麻药封闭治疗，可有效缓解疼痛，部分病例可以使溃疡愈合。

（5）扩肛疗法：适用于急性或慢性肛裂不伴有肛乳头肥大及前哨痔者。优点是操作简便，不需要特殊器械，疗效迅速。

2. **手术治疗**

对经久不愈，非手术治疗无效的慢性肛裂可采用以下手术方法治疗。目前国内常用的术式有：①肛裂切除术；②肛裂切除术加括约肌切断术；③ V-Y 肛门成形术；④肛裂切除纵切横缝术等。实践证明，肛裂切除术加括约肌切断术的效果较好，可作为首选术式。

【护理措施】

（一）术前护理

1. **心理护理**　向患者详细讲解有关肛裂知识，鼓励患者克服因害怕疼痛而不敢排便的情绪，配合治疗。

2. **调理饮食**　增加膳食中新鲜蔬菜、水果及粗纤维食物的摄入，少食或忌食辛辣和刺激性食物，多饮水，以促进胃肠蠕动，防止便秘。

3. **热水坐浴**　每次排便后应热水坐浴，清洁溃疡面或创面，减少污染，促进创面愈合，水温 40～46℃，每日 2～3 次，每次 20～30 分钟。

4. **肠道准备**　术前 3 日少渣饮食，术前 1 日流质饮食，术前日晚灌肠，尽量避免术后 3 日内排便，有利于切口愈合。

5. **疼痛护理**　遵医嘱适当应用镇痛药，如肌内注射吗啡、消炎栓纳肛等。

（二）术后护理

1. **术后观察**　有无渗血、出血、血肿、感染和尿潴留并发症发生，如有急事报告医师，并协助处理。

2. **保持大便通畅**　鼓励患者多饮水，多进食新鲜蔬菜、水果、粗纤维食物，指导患者养成每日定时排便的习惯，进行适当的户外锻炼，防止便秘。便秘者可服用缓泻剂或麻仁软胶囊等，也可选用蜂蜜、番泻叶等泡茶饮用，以润滑、松软大便利于排便。

3. **局部坐浴**　术后每次排便或换药前均用 1∶5000 高锰酸钾溶液或复方荆芥熏洗剂熏洗坐浴，控制温度在 43～46℃，每日 2 次，每次 20～30 分钟，坐浴后用凡士林油纱覆盖及再用纱垫盖好并固定。

4. **术后常见并发症的预防和护理**

（1）切口出血：多发生于术后 7～12 日，常见原因多为术后大便干结、用力排便、换药粗暴等导致创面裂开、出血。预防措施：保持大便通畅，防止便秘；避免腹压增高的因素如剧烈咳嗽、用力排便等；切忌换药动作粗暴，轻轻擦拭。密切观察创面的变化，一旦出现创面大量渗血，应紧急压迫止血，并报告医师处理。

（2）肛门狭窄：大便变细或肛门狭窄者，遵医嘱可于术后

10～15日内可行扩肛治疗。

（3）排便失禁：多由于术中不慎损伤肛门括约肌所致。询问患者排便前有无便意，每日的排便次数、量及性状。若为肛门括约肌松弛，可于术后3日开始指导患者进行提肛运动，每日2次，每次30分钟；若发现患者会阴部皮肤常有黏液及粪便污染，或无法随意控制排便时，立即报告医师，及时处理。

【健康指导】

1. 指导患者养成定时排便的习惯，避免排便时间延长。保持排便通畅，鼓励患者有便意时，尽量排便，纠正便秘。

2. 多饮水，多吃蔬菜、水果及富含纤维素的食物，禁止饮酒及食辛辣等刺激性食物。

3. 出现便秘时，应增加粗纤维食物，必要时口服适量蜂蜜或润肠通便药物。

4. 出院时如创面尚未完全愈合者，便后温水坐浴，保持创面清洁，促进创面早期愈合。

5. 大便变细或肛门狭窄者，遵医嘱可于术后10～15日内可行扩肛治疗。

6. 肛门括约肌松弛者，手术3日后做肛门收缩舒张运动，大便失禁者需二次手术。

（聂　敏）

第三节　肛周脓肿患者的护理

肛周脓肿（perianal abscess）是肛门直肠周围脓肿的简称，

是由于细菌感染所致的软组织急性化脓性疾病（图 7-6）。属肛肠科最常见的急症。任何年龄均可发病，多见于 20～40 岁的青壮年，男多于女。临床上多数起病急骤，疼痛剧烈，伴有恶寒发热，脓肿破溃或切开引流后易形成肛瘘。按脓肿部位以肛提肌为界分为低位脓肿和高位脓肿两类（图 7-7）。

（1）低位脓肿：①肛周皮下脓肿；②坐骨直肠间隙脓肿；③肛管后间隙脓肿；④低位肌间脓肿；⑤低位蹄铁形脓肿。

（2）高位脓肿：①骨盆直肠间隙脓肿；②直肠黏膜下脓肿；③直肠后间隙脓肿；④高位肌间脓肿；⑤高位蹄铁形脓肿。

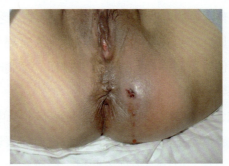

图 7-6　肛周脓肿

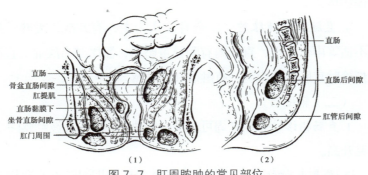

图 7-7　肛周脓肿的常见部位

【护理评估】

（一）临床表现

主要症状为肛门周围持续性疼痛，活动时加重。因脓肿的部位不同，临床表现也不尽一致。

1. **肛门周围皮下脓肿**　最常见，约占80%。部位局限、浅在，局部疼痛明显，而全身症状不明显。病变部明显肿胀，有压痛，可触及明显波动感。

2. **坐骨直肠间隙脓肿**　较常见。此处间隙较大，形成的脓肿范围亦较大，容量为60～90ml。疼痛较剧烈，常可有直肠刺激症状，并伴有明显的全身症状，如发热、头痛、乏力、寒战等。早期体征不明显，随着炎症的加重，脓肿增大时局部大片红肿，明显触痛，排便时剧烈疼痛，有时影响排尿。穿刺时抽出脓液，处理不及时可导致肛瘘。

3. **骨盆直肠间隙脓肿**　少见。早期就有全身中毒症状，如高热、寒战、疲倦不适等，严重时出现脓毒血症表现。常伴有排便不畅，排尿困难，但局部表现不明显。位置较深，临床上常常易被误诊。

4. **直肠后间隙脓肿**　以全身症状为主，有寒战、发热、疲倦不适等中毒表现，直肠内有明显重坠感，骶尾部有酸痛。直肠内指诊时直肠后壁饱满，有触痛和波动感。

（二）辅助检查

1. **直肠指诊**　患侧肛周可触及一肿块，压痛(＋)，波动感(＋)，皮温升高。

2. **局部穿刺抽脓**　诊断性穿刺抽得脓液即可诊断。可同时将抽出的脓液做细菌培养及药敏试验。

3.**血常规检查**　白细胞计数及中性粒细胞比例增高。

4.**其他**　少数深部脓肿需要依靠直肠腔内超声可明确诊断，必要时需做盆腔 CT 和 MRI 检查可协助诊断。

（三）与疾病相关的健康史

1.**健康史和相关因素**　了解患者的一般情况，发病前有无饮食不当、大量饮酒、过度劳累等诱因；了解患者是否存在易引发肛腺感染的因素，如有无长期便秘、腹泻史，或有无外伤、肛裂、痔疮药物治疗史；有无糖尿病、恶性肿瘤史。

2.**身体状况**

（1）评估患者肛周局部有无红肿、硬结、肿块，皮肤破溃后有无脓液排出的情况。

（2）有无恶寒、高热，乏力、纳差、恶心等全身症状，有无出现排尿困难或里急后重。

（3）有无持续高热、恶心、头痛等，会阴和直肠坠胀感，排便不尽感，有无二便困难。

（4）是否伴有精神紧张、情绪焦虑等精神症状，除外肛门直肠神经官能症。

（5）评估患者生命体征变化，有无面色苍白、出冷汗、脉搏细速、血压不稳等休克的早期征象；有无体温升高、脉搏增快等全身中毒症状。

（6）直肠指诊肛周肿胀部位有无压痛、波动感、皮温高，指套退出有无血迹、直肠内有无肿块等。

（7）了解辅助检查情况：红细胞计数、白细胞计数、血红蛋白和血细胞比容等数值的变化，其他辅助检查如腹腔穿刺/腹腔灌洗、X 线、B 超、CT、MRI 等影像学检查的结果。

（8）了解患者既往有无结核病、糖尿病、高血压等病史；有无酗酒、吸烟和吸毒史；有无腹部手术史及药物过敏史等。

（四）心理社会状况

了解患者及家属对肛周脓肿相关知识的认知程度及心理承受能力。了解有无过度焦虑、恐惧等影响康复的心理反应；了解能否接受制定的治疗护理方案，对治疗是否充满信心等，对治疗和护理的期望程度。

（五）治疗原则

早期炎症浸润尚未形成脓肿时，可口服或注射广谱抗生素，防止炎症扩散，但有的抗生素不仅不能控制炎症反而会使脓肿向深部蔓延并易导致感染加重。无论何种类型和何种部位的肛周脓肿，一旦确诊，尽早手术。脓肿若治疗不及时或方法不恰当，易自行破溃或切开引流后形成肛瘘。

常用手术方式如下。

1. **切开引流术** 适用于坐骨直肠间隙脓肿、骨盆直肠间隙脓肿、蹄铁形脓肿及高位脓肿，无切开挂线条件者，也是各种术式的基础。

2. **切开挂线术** 适用于坐骨直肠间隙脓肿、骨盆直肠间隙脓肿、直肠后间隙脓肿、前位脓肿、高位蹄铁形脓肿及婴幼儿脓肿。于脓肿波动明显处先做切开引流，然后，一手示指伸入肛内作引导，另一手持探针从切口插入脓腔，沿脓腔最高处探查内口。将橡皮筋引入内口，再从切口牵出肛外。切开自切口至内口之间的皮肤。内外两端合拢，轻轻拉紧并以丝线结扎（图 7-8）。

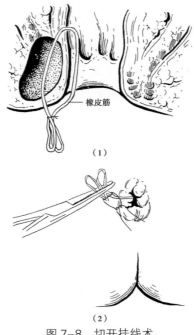

（1）

（2）

图 7-8　切开挂线术

3. 内口切开术　适用于低位肛瘘性脓肿。

【护理诊断】

1. 急性疼痛　与肛周炎症及手术有关。

2. 便秘　与疼痛恐惧排便有关。

3. 体温升高　与直肠肛管周围感染和全身感染有关。

4. 皮肤完整性受损　与肛周脓肿破出皮肤、皮肤瘙痒、手术治疗等有关。

5. 潜在并发症　肛瘘和肛门狭窄。

【护理措施】

（一）术前护理

1. **保持大便通畅**　告知患者多饮水，多进食含膳食纤维丰富的蔬菜、水果和蜂蜜等，忌食辛辣刺激食物，避免饮酒。也可遵医嘱给予麻仁软胶囊或液体石蜡口服。

2. **应用抗生素**　根据医嘱全身应用抗生素，有条件时穿刺抽取脓液，并根据药敏试验结果合理选择抗生素，控制感染。

3. **热水坐浴**　局部用 1∶5000 高锰酸钾溶液 3000ml 或复方荆芥熏洗剂熏洗坐浴，控制温度在 43 ～ 46℃，每日 2 次，每次 20 分钟，可有效改善局部血液循环，减轻出血、疼痛症状。养成定时排便习惯，便后清洗或坐浴。

4. 急性炎症期应卧床休息，协助患者采取舒适体位，避免局部受压加重疼痛。

5. 高热患者给予物理降温或遵医嘱药物降温，嘱病人增加饮水。

（二）术后护理

1. **饮食护理**　术后 6 小时进流食，术后第 1 天给半流食，以清淡、易消化食物为主，保持排便通畅。

2. **有脓液形成时，及时切开引流**　切开引流早期分泌物较多，应定时观察敷料有无渗出，一旦渗出应及时更换敷料，可每日更换 2 次，防止切口感染。

3. **脓肿切开引流的护理**　对脓肿切开引流者，应密切观察引流液的颜色、量、性状并记录。定时冲洗脓腔，保持引流通畅。

4. 脓肿切开挂线的护理

（1）皮肤护理：　保持肛门皮肤清洁，嘱患者局部皮肤瘙痒时不可搔抓，避免皮肤损伤感染。

（2）挂线橡皮筋护理：嘱患者术后 7～15 日至门诊收紧橡皮筋，直到橡皮筋脱落。脱落后局部创面可外敷中药生肌散，以促进创面愈合。

5. 热水坐浴　便后局部创面用 1∶5000 高锰酸钾溶液 3000ml 或复方荆芥熏洗剂熏洗坐浴，每日 2 次。既可缓解局部疼痛，清洁肛门周围皮肤，又有利于局部炎症的消散、吸收，促进创面愈合。

6. 后期创面　表浅可定时坐浴使其自然愈合。排便后应先坐浴再换药。创面愈合应由内向外，避免皮肤假性愈合形成肛瘘。

7. 其他　指导患者注意个人卫生，勤洗、勤换内裤。

【健康指导】

1. 多饮水，多吃蔬菜，水果及富含纤维素的食物，禁止饮酒及食辛辣等刺激性食物。

2. 嘱患者改变以往不良的饮食习惯，养成良好的饮食、排便及卫生习惯。教会患者坐浴的方法，并嘱其坚持坐浴。

3. 养成定时排便的习惯，避免排便时间延长，避免便秘和腹泻。适当活动，避免久坐、久卧。

4. 提肛运动：肛门括约肌松弛者，术后 15 日起可指导患者进行提肛运动，促进局部血液循环，加速愈合。软化瘢痕，预防肛门狭窄。

（聂　敏）

第四节　肛瘘患者的护理

肛瘘是指肛门直肠因肛门周围间隙感染、损伤、异物等病理因素形成的与肛门周围皮肤相通，形成异常通道的一种疾病（图7-9），是常见的直肠肛管疾病之一。一般地，肛瘘由内口、瘘管和外口三部分组成。发病年龄以20～40岁青壮年为主，男性多于女性。肛周脓肿破溃或切开引流后，脓液排出，症状缓解，上述症状反复发作是肛瘘的特点。

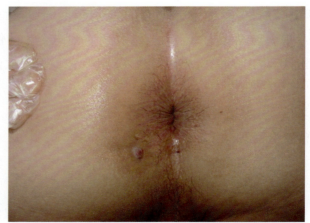

图7-9　肛瘘

【护理评估】

（一）临床表现

肛门周围流脓水、潮湿、瘙痒，甚至出现湿疹。外口处有脓性、血性、黏液性分泌物流出，有时有粪便及气体排出。外口因假性愈合或暂时封闭时，脓液积存，形成脓肿，可出现肛周肿痛、发热、寒战、乏力等症状。脓液破溃或切开引流后，脓液排出，症状缓解。上述症状反复发作是肛瘘的特点。

（二）辅助检查

1. **直肠指诊**　在内口处有轻压痛，瘘管位置表浅时可触及硬结内口及条索样肛瘘。

2. **探针检查**　探针检查是最常用、最简便、最有效的方法。自外口处插入，沿瘘管轻轻探向肠腔，可找到内口的位置。

3. **染色检查**　自外口注入 1% 亚甲蓝溶液，检查确定内口位置。

4. **实验室检查**　发生肛周脓肿时，血常规中可出现白细胞计数及中性粒细胞比例增高。

5. **X 线造影**　碘油造影或 70% 泛影葡胺造影，适用于高位复杂性肛瘘的检查。检查自外口注入造影剂，可判定瘘管的分布、多少、位置、走行和内口的位置。

6. **MRI 检查**　可清晰显示瘘管位置及括约肌间的关系，明确肛瘘分型。

另外，特别注意复杂性肛瘘青年患者是否合并炎症性肠病可能，必要时行肠镜检查。

（三）与疾病相关的健康史

1. 了解有无肛管直肠周围脓肿自行溃破或切开引流的病史。

2. 病情评估。

（1）肛门皮肤有无红、肿。

（2）肛周外口有无反复流脓及造成皮肤瘙痒感。

（3）了解直肠指诊、内镜及钡灌肠造影等检查结果。

3. 对肛瘘的认知程度及心理承受能力。

4. 自理能力。

（四）治疗原则

肛瘘一般不能自愈，必须手术治疗。手术成败的关键在于：①准确寻找和处理内口；②切除或清除全部瘘管和无效腔；③合理处理肛门括约肌；④创口引流通畅。

1. 堵塞法　适用于单纯性肛瘘。瘘管用 1% 甲硝唑、生理盐水冲洗后，自外口注入生物蛋白胶。治愈率较低。

2. 手术治疗

（1）肛瘘切开术：主要用于单纯性括约肌间型肛瘘和低位经括约肌间型肛瘘。用探针自外口进入瘘管，沿瘘管到达位于齿状线附近的内口。将探针上方的组织切开，将肉芽组织用刮匙刮除，若存在高位盲道或继发分支，则需彻底清除。

（2）肛瘘切除术：在瘘管切开的基础上，将瘘管壁全部切除，直至健康组织，并使创面呈内小外大，以利引流。

（3）肛瘘切开挂线术：适用于距肛缘 3～5cm 内，有内外口的单纯性肛瘘、高位单纯性肛瘘或坐位复杂性肛瘘切开、切除的辅助治疗。利用橡皮筋或有腐蚀作用药线的机械性压迫作用，使结扎处组织发生血运障碍而坏死，以缓慢切开肛瘘。

（4）经肛直肠黏膜瓣内口修补术：是治疗复杂性肛瘘的一种保护括约肌的技术，切除内口及其周围约 1cm 左右的全厚直肠组织，然后游离其上方的直肠瓣，并下移修复内口处缺损。通过清除感染灶，游离内口上方直肠黏膜肌瓣或内口下方肛管皮瓣覆盖缝合于内口上，阻碍直肠内容物使之不能进入瘘管管道。

【护理诊断】

1. **急性疼痛**　与肛周炎症及手术有关。

2. **完整性受损**　与肛周脓肿破溃、皮肤瘙痒、手术治疗等有关。

3. **潜在并发症**　肛门狭窄、肛门松弛。

【护理措施】

（一）术前护理

1. 观察患者有无肛门周围皮肤红、肿、疼痛，流脓或排便困难，症状明显时，嘱其卧床休息，肛门局部给予热水坐浴，以减轻疼痛，利于大便的排出。

2. 鼓励患者进高蛋白、高热量、高维生素，易消化的少渣饮食，多食新鲜蔬菜，水果及脂肪类食物，保持大便通畅。

3. 急性炎症期，遵医嘱给予抗生素，每次排便后用清水冲洗干净，再用1：5000高锰酸钾溶液温水坐浴，每次20分钟，3次/日。

4. 术前1日进半流质饮食，术前晚进流质饮食，视所采取的麻醉方式决定术前禁食禁饮。术前晚按医嘱给予口服泻药，但应具体应用时视患者有无长期便秘史进行调整。若排便不充分时，可考虑配合灌肠法，洗至粪便清水样，肉眼无粪渣为止。

5. 准备手术区域皮肤，保持肛门皮肤清洁，予修剪指甲。

（二）术后护理

1. **腰麻、硬膜外麻醉**　术后需去枕平卧6小时，避免脑脊液从蛛网膜下腔针眼处漏出，致脑脊液压力降低引起头痛。脉搏、呼吸、血压，监测6～8小时至生命体征平稳。

2. **加强伤口换药，避免假性闭合**　伤口距离肛门近，有肠黏液或粪便污染时，需拆除敷料，温水冲洗、1∶5000的高锰酸钾溶液或中药熏洗坐浴，洗净沾在伤口上的粪渣和脓血水；伤口换药要彻底、敷料填塞要达深部，保证有效引流，避免死腔。如行挂线术的患者创面换药至挂线脱落后1周。

3. **做好排便管理** 术前给予口服泻药或清洁灌肠，术后给予轻泻软便药乳果糖或麻仁丸及纤维增加剂，使粪便松软，易于排出。排便后及时坐浴和换药，以保持伤口和肛门周围皮肤清洁。

4. **肛门括约肌松弛者** 术后3日可指导患者进行提肛运动。

【健康指导】

1. **饮食指导** 术后1～2天少渣半流饮食，之后正常饮食，忌辛辣刺激性食物如辣椒及烈性酒等，多食粗纤维富含营养的食物，如新鲜蔬菜、水果等，切忌因惧怕疼痛而少吃饭或不吃饭。鼓励患者多饮水，防止便秘。

2. **肛门伤口的清洁** 每日排便后用1∶5000高锰酸钾溶液或痔疮洗液坐浴，坐浴时应将局部创面全部浸入药液中，药液温度适中。平时排便后，可用温水清洗肛门周围，由周边向中间洗净分泌物。

3. **术后活动指导** 手术创面较大，而伤口尚未完全愈合期间，应尽量少走路，避免伤口边缘因用力摩擦而形成水肿，延长创面愈合时间。创面愈合后3个月左右不要长时间骑自行车，以防愈合的创面因摩擦过多而引起出血。

4. **其他** 如发现排便困难或大便失禁，应及时就诊。

（叶新梅）

第五节　直肠脱垂患者的护理

直肠脱垂可分为直肠外脱垂和直肠内脱垂。脱垂的直肠如果超出了肛缘即直肠外脱垂（图 7-10）。直肠内脱垂指直肠黏膜层或全层套入远端直肠腔或肛管内而未脱出肛门的一种疾病。直肠内脱垂又称不完全直肠脱垂、隐性直肠脱垂。由于直肠黏膜松弛脱垂，特别是全层脱垂，可导致直肠容量适应性下降，排便困难、大便失禁和直肠孤立性溃疡等。直肠内脱垂是出口梗阻型便秘的最常见临床类型，31% ～ 40% 的排便异常患者排便造影检查可发现直肠内脱垂。

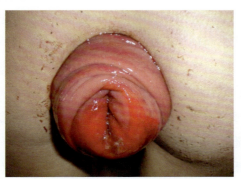

图 7-10　直肠脱垂

【护理评估】

（一）临床表现

排便梗阻感、肛门坠胀、排便次数增多、排便不尽感，排便时直肠由肛门脱出，严重时不仅排便时脱出，在腹压增高时均可脱出，大便失禁、肛门瘙痒、黏液血便、腹痛、腹泻及相应的排尿障碍症状等。

（二）辅助检查

1. **直肠指诊**　指诊时可触及直肠壶腹部黏膜折叠堆积、柔软光滑、上下移动，内脱垂的部分与肠壁之间可有环状沟。典型病例在直肠指诊时让患者做排便动作，可触及套叠环。

2. **肛门镜检查**　了解直肠黏膜是否存在炎症或孤立性溃疡以及痔。

3. **结肠镜及钡餐**　排除大肠肿瘤、炎症等其他器质性疾病。

4. **排粪造影**　是诊断直肠内脱垂的主要手段，可以明确内脱垂的类型，是直肠黏膜脱垂还是全层脱垂；明确内脱垂的部位，是高位、中位、低位；并可显示黏膜脱垂的深度。排粪造影的典型表现是直肠壁向远侧肠腔脱垂，肠腔变窄，近侧直肠进入远端的直肠和肛管，而鞘部呈杯口状。并常伴有盆底下降、直肠前突和耻骨直肠肌痉挛等。典型的影像学改变：直肠前壁脱垂、直肠全环内脱垂、肛管内直肠脱垂。

5. **盆腔多重造影**　能准确全面了解是否伴有复杂性盆底功能障碍及伴随盆底疝的直肠内脱垂。

6. **肌电图检查**　肌电图是通过记录神经肌肉的生物电活动，从电生理角度来判断神经肌肉的功能变化，对判断括约肌、肛提肌的神经电活动情况有重要参考价值。

7. **肛门直肠测压**　了解肛管的功能状态。

（三）与疾病相关的健康史

1. 询问患者是否有慢性咳嗽、便秘、排便困难等腹压增高情况，既往是否有内痔或直肠息肉病史。

2. 了解排便情况，有无排便不尽感，排便时是否有肿物脱出，便后能否回纳。

3. 了解辅助检查结果及主要治疗方式。

4. 评估患者对疾病的病因、治疗和预防的认识水平，是否因疾病引起焦虑、不安等情绪。

（四）治疗原则

1. **非手术治疗**

（1）建立良好的排便习惯：让患者了解直肠脱垂发生、发展的原因，认识到过度用力排便会加重直肠脱垂和盆底肌肉神经的损伤。在排便困难时，应避免过度用力，避免排便时间过久。

（2）提肛锻炼：直肠内脱垂多伴有盆底肌肉松弛，盆底下降，甚至阴部神经的牵拉损伤。坚持定期进行膝胸位下进行提肛锻炼，可增强盆底肌肉及肛门括约肌的力量。

（3）饮食调节：多食富含纤维素的水果、蔬菜，多饮水，每日 2000ml 以上；必要时可口服润滑油或缓泻剂，使粪便软化易于排出。

（4）中医中药治疗。

2. **手术治疗**

（1）直肠黏膜下注射硬化剂：治疗部分脱垂的患者，按前后左右四点注射至直肠黏膜下，每点注药 1 ～ 2ml。注射到直肠周围可治疗完全性脱垂，造成无菌炎症，使直肠固定。

（2）脱垂黏膜切除：对部分性黏膜脱垂患者，将脱出黏膜作切除缝合。

（3）肛门环缩术：在肛门前后各切一小口，用血管钳在皮下绕肛门潜行分离，使两切口相通，置入金属线（或涤纶带）结成环状，使肛门容一指通过，以制止直肠脱垂。

（4）直肠悬吊固定术：对重度的直肠完全性脱垂患者，经腹手术，游离直肠，用两条阔筋膜将直肠悬吊固定在骶骨胛筋膜上，抬高盆底，切除过长的乙状结肠。

（5）脱垂肠管切除术：经会阴部切除直肠乙状结肠或经腹部游离直肠后，提高直肠，将直肠侧壁与骶骨骨膜固定，同时切除冗长的乙状结肠。

【护理诊断】

1. **急性疼痛**　与直肠脱垂、排便梗阻有关。

2. **完整性受损**　与肛周炎症、皮肤瘙痒等有关。

3. **潜在并发症**　与出血、直肠脱垂有关。

4. **焦虑**　与担心治疗效果有关。

【护理措施】

（一）术前护理

1. 观察患者排便情况，有无排便排便困难、排便不尽感，排便时是否有肿物脱出、便后能否回纳。

2. 是否有出血、肛门周围肿胀、疼痛、黏液、瘙痒，症状明显时，嘱其卧床休息，肛门局部给予热水坐浴，以减轻疼痛。

3. 鼓励患者进食高纤维的蔬菜、水果，如番薯叶、芹菜、韭菜、茼蒿及苹果、香蕉，主食以燕麦、麦麸、番薯等为主，以软化大便，缓解患者的排便困难。

4. 术前 1 日半流质饮食，术前晚进食流质，配合灌肠，以减少术后早期粪便排出。术前视手术和麻醉方式给予禁食禁饮。

5. 准备手术区域皮肤，保持肛门皮肤清洁。

（二）术后护理

1. **腰麻、硬膜外麻醉**　术后需去枕平卧 6 小时，避免脑脊液从蛛网膜下腔针眼处漏出，致脑脊液压力降低引起头痛。脉搏、呼吸、血压，监测 6～8 小时至生命体征平稳。

2. **做好排便管理**　术后给予轻泻软便药乳果糖或麻仁丸及纤维增加剂，使粪便松软，易于排出。排便后及时坐浴和换药，以保持肛门周围皮肤清洁。

3. **加强肛门功能锻炼**　术后 3～5 天指导患者肛门收缩训练。

【健康指导】

1. **饮食指导**　术后 1～2 天少渣半流饮食，之后正常饮食，忌辛辣刺激性食物如辣椒及烈性酒等，进食高纤维的蔬菜、水果，如番薯叶、芹菜、韭菜、茼蒿及苹果、香蕉，主食以燕麦、麦麸、番薯等，以软化大便，利于粪便排出。

2. **肛门伤口的清洁**　每日排便后用 1∶5000 高锰酸钾溶液或温水坐浴，坐浴时应将局部创面全部浸入药液中，药液温度适中。

3. **改变如厕的不良习惯**　如长时间蹲厕或阅读，减少排便努挣和腹压。

4. **肛门收缩训练**　具体做法：戴手套，示指涂石蜡油，轻轻插入患者肛内，嘱患者收缩会阴、肛门肌肉，感觉肛门收缩强劲有力为正确有效的收缩，嘱患者每次持续 30 秒以上。患者掌握正确方法后，嘱每日上午、中午、下午、睡前各锻炼 1 次，每次连续缩肛 100 下，每下 30 秒以上，术后早期锻炼次数依据患者耐受情况而定，要坚持，不可间断，至术后 3 个月。

5. 如发现排便困难、排便有肿物脱出，应及时就诊。

（叶新梅）

第六节　肛门瘙痒症患者的护理

肛门瘙痒是一种常见的局部瘙痒症。肛门部有时有轻微发痒，如瘙痒严重，经久不愈则成为瘙痒症。它是一种常见的局限性神经功能障碍性皮肤病。一般只限于肛门周围，有的可蔓延到会阴、外阴或阴囊后方。

【护理评估】

（一）临床表现

本病初期，仅限于肛门周围皮肤瘙痒，时轻时重，有时刺痛或灼痛，有时如虫行蚁走，有时如蚊咬火烤，有时剧痒难忍，入夜更甚，令人坐卧不安。由于瘙痒使皮肤溃烂、渗出、结痂、长期不愈，致肛周皮肤增厚，皱襞肥厚粗糙呈放射状褶纹，苔藓样变，色素沉着或色素脱失，蔓延至会阴、阴囊、阴唇或骶尾部。患病日久，易继发皲裂。久之可引起神经衰弱，精神萎靡，食不知味，夜不成眠。

（二）辅助检查

根据典型的肛门瘙痒史，结合临床症状、体征，对本病不难诊断，但要明确病因则比较困难。一般肛门局部有原发病变为继发性瘙痒症，否则为原发性瘙痒症。此外还应进行全身体检，有针对性地做必要的实验室检查，如血、尿、大便常规，肝、肾功能，尿糖、血糖、糖耐量试验及活组织和涂片等检查。

（三）与疾病相关的健康史

1. 全身因素　①如糖尿病、风湿病、痛风等和一些腹泻、便秘、黄疸等临床症状都可以伴发肛门瘙痒症。②在惊吓、精神忧郁或过度激动等精神因素存在时，也发生肛门瘙痒。③妇女绝经期、男性更年期也可以引起肛门瘙痒。部分患者与家族遗传因素有关系。

2. 局部因素　①寄生虫病：最常见的是蛲虫病，其瘙痒多在晚间睡眠时加重。②各种肛肠疾病：如痔、肛裂、脱肛、直肠炎，及肛门手术后均会因肛门周围分泌物增多，刺激皮肤发炎而引起瘙痒。③肛门皮肤病：如肛门周围湿疹、神经性皮炎、股癣等皮肤病均可引起肛门瘙痒症状。

（四）心理社会状况

对于女性肛门瘙痒症的治疗方法越来越多，疾病的敏感性，导致了患者的心理产生紧张、排斥等不良状态，导致其无法与医护人员进行有效的沟通，影响治疗的效果，使病情有发生反复的可能。或者患者因局部奇痒，多采用自疗，随意乱用药物，或者随意购买理疗器械等。要劝告患者及时就医，避免采用不合理的治疗方法，使病情加重。女性患者的心理比较脆弱和敏感，对于治疗也比较害羞，不向医护人员说明情况，延误治疗；此外不注意饮食及卫生，食用辛辣的食物，或咖啡、浓茶及烈酒等。

（五）治疗原则

1. 治疗原发病或合并症　如痔、肛瘘、蛲虫病等。给予相应抗生素或抗菌药治疗合并感染。

2. 避免不适当的自疗　如用热水烫洗，外用高浓度皮质类固激素或含对抗刺激药物，自购某些粗制家用理疗器械自疗等。

3.**注意卫生** 不食或少食刺激性食物，如辛辣食品、浓茶和咖啡、烈性酒等。衣裤应宽松合体，贴身内衣以棉织品为好。

4.**局限性肛门瘙痒病的药物治疗** 应以局部外用治疗为主，避免应用全身治疗。局部宜用清凉干燥洗剂，如白色洗剂、炉甘石洗剂等。

5.**注射疗法** 将药物注射到皮下或皮内，破坏感觉神经，使局部感觉减退，症状消失，局部损伤治愈，约50%以上的病例可永久治愈。

6.**手术疗法** 经过上述治疗后不见好转或多次复发的可用手术治疗。手术方法有除去肛门部皮肤神经支配和切除肛门部皮肤两种。

【护理措施】

1.了解诱发肛门瘙痒症的原因，根据不同病因进行护理。

2.解除患者各种顾虑，年轻女性患者害羞，老年患者不方便，痒痛难忍、精神紧张，这些不利心理因素将影响治疗。护理要随时掌握患者的心理变化，疏导患者。消除患者的不安情绪，在检查、治疗、护理时，动作宜正确、轻柔，尽量减少患者痛苦，要积极沟通，调动患者及家属的积极性，请其配合治疗，促进疾病的康复。

3.注意保持肛周清洁卫生，避免使用劣质的护肤洗涤用品；内衣应宽大舒适，衣料棉质，保持局部卫生清洁干爽。

4.指导合理用药，针对真菌感染要指导患者全身及局部用药。

5.正确饮食护理。在日常饮食中多食蔬菜、水果，保持大便通畅。宜食清淡易消化的食物，忌食辛辣刺激食物，忌食过敏食物及药物，忌饮酒，不宜浓茶、咖啡等。

【健康指导】

1. 多吃蔬菜水果，不吃或少吃刺激性食物，如辣椒、浓茶、咖啡、高度酒等。

2. 保持肛门清洁干燥，尽可能每晚清洗一次肛门。清洗肛周宜用温水，一般不用肥皂，尤其不能用碱性强的肥皂。

3. 注意劳逸结合，保持心情愉快，防止过度紧张和焦虑不安，不搔抓肛门，不用过硬的物品擦肛门。

4. 内裤不要过紧、过硬，宜穿纯棉宽松合体的内裤，不要穿人造纤维内裤，并要勤洗勤换。

5. 防止病毒感染、性传染病所造成的肛门瘙痒，及时去医院就诊。

（单淑珍）

第七节　溃疡性结肠炎患者的护理

溃疡性结肠炎（ulcerative colitis，UC）是一种病因不明的直肠和结肠慢性非特异性炎症性疾病。病变主要累及直肠和结肠的黏膜、黏膜下层，病变范围可分为仅累及直肠的溃疡性直肠炎、累及炎症位于脾曲远端的左半结肠炎和累及结肠脾曲近端的广泛结肠炎。临床表现为腹泻、黏液脓血便和腹痛，病情轻重不一，呈反复发作的慢性病程，常有肠外表现及全身症状，有恶变的可能。治疗目标是诱导并维持临床缓解及黏膜愈合，防止并发症，改善患者生活质量。本病与克罗恩病统称为炎症性肠病（inflammatory bowel disease，IBD）。病因及发病机制至今尚不明确，与遗传和免疫因素有关。

【护理评估】

（一）临床表现

溃疡性结肠炎患者多数起病缓慢而隐匿，少数急性起病，偶见急性或暴发性起病。病程长，呈慢性经过，常常表现为发作期和缓解期交替，少数患者症状可持续并逐级加重。

1. **肠道症状**

（1）腹泻和黏液脓血便：黏液脓血便是溃疡性结肠炎活动性的重要表现。

（2）腹痛：轻者隐痛，活动期有轻或中度腹痛，表现为左下腹或下腹阵痛，亦可以涉及全腹。有腹痛—便意—便后缓解的规律，常有里急后重及肛门下坠感。

（3）其他症状：可有腹胀、食欲缺乏、恶心、呕吐等。

2. **全身症状** 中、重度溃疡性结肠炎患者可伴有低热或中度发热，或者存在并发症，急性暴发则出现高热，病程长者还有可能出现消瘦、贫血、衰弱、营养不良、低蛋白血症、水电解质紊乱等表现。

3. **肠外表现** 部分患者可以在口腔黏膜、皮肤、关节、眼等处出现肠外表现，包括口腔黏膜溃疡、结节性红斑、外周关节炎、环疽性脓皮病、虹膜睫状体炎等。

4. **并发症** 贫血为溃疡性结肠炎常见并发症，部分患者可出现肠道息肉、肠腔狭窄、癌变等并发症，严重的并发症有中毒性巨结肠、肠穿孔、下消化道出血。

5. **体征** 慢性病容，轻型患者左下腹有轻压痛，部分患者可触及痉挛或肠壁增厚的乙状结肠或降结肠。重型和暴发型者可有明显腹胀、腹肌紧张、腹部压痛及反跳痛。

（二）辅助检查

1. **实验室检查**　对于溃疡性结肠炎的诊断，目前缺乏有效的血清学或基因型标志物。主要常规行血常规、粪常规、粪培养及粪便钙卫蛋白、肝功能、电解质、C 反应蛋白和血沉等检查。

2. **结肠镜检查**　结肠镜检查并活检是溃疡性结肠炎诊断的主要依据。

3. **X 线钡剂灌肠检查**　黏膜皱襞粗乱或有细颗粒变化，也可呈多发龛影或小的充盈缺损；结肠袋消失可呈管状；对重型或急性暴发型不做此检查，防止加重病情或诱发中毒性巨结肠。

4. **病理学检查**　可明确疾病诊断。

（三）与疾病相关的健康史

评估患者的家族史；首次出现症状的时间、以往检查、治疗经过及用药情况、有无药物过敏史；症状是逐渐加重还是持续存在，复发的时间及诱因；是否吸烟、饮酒及吸烟饮酒对排便次数的影响，询问患者饮食习惯及饮食过敏史、大便形状、生活习惯、工作经历及工作压力是否会造成不适症状，腹泻与腹痛对睡眠有无影响；本次发病时有无劳累、饮食失调、精神刺激等诱因。

（四）社会—心理评估

评估患者的性格类型、心理承受能力；评估患者对疾病的认知及疾病对患者生活方式和工作有无影响；评估患者家属及亲友的关爱程度与亲友及家庭成员之间的关系；患者的经济状况；有无抑郁、焦虑等不良情绪出现。

（五）治疗原则

该病的临床治疗以内科为主，包括药物治疗、营养治疗和心理治疗，目的是控制急性发作、维持缓解、减少复发、防治并发症；对于合并消化道大出血、肠穿孔、并发结肠癌等并发症则可进行外科手术治疗。

1. 一般治疗

（1）活动期应充分休息。即使是在缓解期，适当的休息也很必要。同时放松心情，减轻焦虑等不利于疾病治疗的情绪。

（2）合理饮食以清淡易消化饮食为主，患者若有食物过敏或不耐受，应注意避免过敏源刺激肠道。

（3）对于溃疡性结肠炎患者，营养治疗能够增加患者免疫力，改善营养状况，提高生活质量。故应评估患者营养状况，及时给予合理的营养治疗。病情进展加重期则应禁食，给予肠外营养支持。

2. 药物治疗

（1）氨基水杨酸制剂：柳氮磺胺吡啶（SASP）是治疗本病的常用药物，适用于轻型、中型或重型经糖皮质激素治疗已有缓解的患者。也可用美沙拉秦栓（莎尔福）或美沙拉秦灌肠液，其中灌肠剂适用于病变局限于直肠、乙状结肠者，栓剂适用于病变局限于直肠者。

（2）糖皮质激素：适用于急性发作期，是中到重度溃疡性结肠炎诱导缓解的有效药物，但是不能用于疾病的维持治疗。常用药物有泼尼松、琥珀氢化可的松、甲泼尼龙等。

（3）免疫抑制药：适用于对糖皮质激素治疗效果不佳或者

对皮质激素治疗依赖的慢性持续型病例，或用于缓解期溃疡性结肠炎的维持缓解治疗，以及术后预防复发。常用药物有硫唑嘌呤、巯嘌呤。

3. 手术治疗 适用于并发大出血、肠穿孔、中毒性巨结肠、难以忍受的结肠外症状及癌变者；或病情慢性且持续、反复发作，经内科治疗效果不理想，严重影响生活质量的患者。

4. 中医治疗 溃疡性结肠炎属于中医学"泄泻""久痢"范畴，中医在"治病求本"理论指导下以化湿、祛滞、调气、和血、健中、止泻为基本原则，临证之时，需辨寒、热、虚、实、轻、重、缓、急。

【护理诊断】

1. **腹泻** 与肠黏膜炎症刺激；肠蠕动增加；水钠吸收障碍；结肠运动功能失常有关。

2. **疼痛** 腹痛与肠黏膜炎症反应、溃疡有关。

3. **营养失调** 与长期腹泻、肠消化功能不良有关。

4. **焦虑** 与病情反复迁延、治疗效果不理想有关。

5. **知识缺乏** 缺乏疾病治疗护理及预防相关知识。

6. **有体液不足的危险** 与肠道炎症致长期频繁腹泻有关。

7. **潜在并发症** 中毒性结肠扩张、直肠结肠癌变、大出血、肠梗阻。

8. **肛周皮肤完整性受损** 与排便频繁及粪便刺激且肛周皮肤护理不当有关。

9. **活动无耐力** 与贫血、营养不良有关。

【护理措施】

（一）休息与环境

为患者提供安静、清洁、通风良好舒适的环境。避免过度劳累，劳逸结合。

（二）心理护理

1. 对于初次发病的患者，我们要向其讲解疾病的相关知识如发病的诱因、治疗的药物、手段方法，心理状态、压力对疾病的影响，并对患者提出的问题进行答疑解惑，鼓励其学习解决问题的策略，使得患者能够以平和的心态面对疾病，自觉配合治疗。

2. 慢性疾病控制不佳、疾病反复、担心癌变常常会给患者带来一系列精神、经济压力，甚至出现焦虑抑郁等心理疾病。而心情抑郁、焦虑、压力大本身又是诱发疾病活动或反复的原因。与患者进行深入沟通，鼓励其讲解对疾病的体验，耐心倾听其抒发情感，适时开导。同时鼓励家属给予患者更多的关心和爱护，让患者体验到家庭的温暖和牵挂，增加自我存在的价值。

（三）病情观察及护理

1. *腹泻*　观察患者大便的次数、性状、颜色、气味、时间、量、与饮食活动的关系，有无发热、腹痛，尤其需要观察大便中的黏液、脓血变化，协助患者正确留取标本，及时送检验科行大便常规和细菌培养。指导患者多饮水。

2. *腹痛*　观察腹痛的性质、部位、程度、出现的时间、强度及发作频率，根据其需求给予适当的疼痛控制。

3. **密切观察患者生命体征变化**　有无里急后重、恶心、呕吐、发热等伴随症状，有无口渴、疲乏无力、头晕、肌肉抽搐等表现，发现异常及时汇报医生。

4. **并发症的观察及护理**　对于急性暴发性溃疡性结肠炎及急性重症患者应警惕中毒性巨结肠、结肠穿孔、下消化道出血等并发症的发生，需密切观察腹痛性质及腹部体征的变化。

（四）用药护理

1. 向患者及家属讲解药物用法、作用、不良反应等相关知识。

2. 指导患者严格遵守医嘱服用柳氮磺胺吡啶、美沙拉秦栓、糖皮质激素、免疫抑制药等药物，不可擅自停药、减药，以防出现停药反跳现象，从而加重病情或使疾病复发。

3. 教会患者自我观察，识别药物的不良反应。

4. 口服中药护理，据患者的辩证分型，治则及药物的功效合理指导。

（五）饮食护理

对于腹泻腹痛严重的急性发作期患者应禁食或流质饮食。待病情稳定后指导患者食用易消化、少纤维素、高营养低渣饮食。避免生、冷、硬、辛辣刺激、高纤维素食物。

（六）保留灌肠

灌肠可以让药物高浓度作用于病灶，直达病所，同时肠壁吸收药物的有效成分比内服药快，效果直接，可促进消炎、止痛、止血，对溃疡面愈合有很大帮助。气药灌肠法是采用 DGY-2 型电脑灌肠仪，在气压推动下，使药液均匀分布于整个结肠黏膜表面。不改变中药的剂型，药液温度、剂量、输入时间可以控制。患者舒适度、依从性提高。

（七）外科围术期护理

1. 若患者出现急性手术指征应协助患者做好相应的术前准备。协助完善相关术前检查；心电图、B 超、出凝血时间等；协助患者更换清洁病员服；与手术室人员进行患者信息、药物核对后，送入手术室。

2. 术后病情观察及护理。术后严密监测生命体征；观察伤口有无渗血渗液；观察腹部体征；妥善固定引流管，保持引流通畅，观察引流液的颜色、性状及量。

3. 术后疼痛。术后评估患者疼痛情况，遵医嘱给予镇痛药物，提供安静舒适的环境，采取适宜的体位；指导患者平稳呼吸，咳嗽时用手保护切口，以减轻疼痛。

4. 术后取平卧位，生命体征平稳后取半卧位以减轻腹部切口张力和疼痛，利于术后引流；术后鼓励患者多活动，尽早下床，避免肠粘连等并发症。

5. 患者若术中造口，在住院期间应教会患者及家属造口的清洁及造口袋的更换技巧。

【健康指导】

1. 向患者介绍疾病相关知识，帮助患者及其家属认识并熟悉疾病，对溃疡性结肠炎病有一个客观正确的认识，不惧怕疾病，但需要重视并控制好疾病，做好疾病自我管理。

2. 教会患者一些自我管理的技巧。如：做好病历的整理，按时服药、定期检查、做好饮食日记平衡饮食，劳逸结合、量力而行，记录自己每次发病的诱因治疗经过等总结自己的治疗方法和规律，找到适合自己的 IBD 专科医生。

3. 生活规律，劳逸结合，腹痛腹泻严重时应卧床休息，减少体力消耗。指导患者进行轻体力锻炼，如打太极拳、八段锦等以增强抵抗力。

4. 强调坚持长期用药的重要性，不能擅自停药、减药、漏药及随意更换药物等，以免影响治疗效果，尤其在疾病缓解期。

5. 指导患者正确留取检验标本，在患者留取粪潜血标本前，做好试验饮食指导，并教会其自我识别大便异常的表现，保证标本留取的及时性和有效性。

6. 结合患者的中医证型予以辨证施膳指导。

7. 指导患者及家属学会自我灌肠，告知患者灌肠过程中如何保护直肠黏膜、出现意外如何处理。

8. 指导患者定期随访。在疾病活动期，建议患者每月随访 1 次或 2 次，对于疾病处于稳定期的患者，一般 3～6 个月随访一次。

（方　健）

第八节　慢性便秘患者的护理

便秘是多种疾病引起的一组症状。一般指排便量太少、太干、排出困难，每周便次少于 3 次者，并伴有腹胀、嗳气、口苦等症状。根据病因临床上可分为器质性和功能性便秘；根据病变部位可分为结肠型和直肠型便秘。器质性便秘病因清楚，而功能性便秘病因复杂，有些病因至今尚不清楚。功能性便秘根据其动力学的病理生理机制又分为结肠慢传输型便秘（slow transit constipation，STC）、出口梗阻型便秘（outlet obstruction constipation，OOC）

和混合型便秘（constipation of STC and OOC）三类。

【护理评估】

（一）临床表现

临床上主要表现为排便困难，如长时间用力排便、直肠胀感、排便不尽感，甚至需用手法帮助排便。

（二）辅助检查

1. **肛门视诊** 肛门是否向下突出，尤以蹲位时查看为好。

2. **直肠指诊** 通过检查患者模拟排便的动作，对其肛门内外括约肌、耻骨直肠肌的张力情况及功能是否协调有一个基本评估。

3. **肛门镜或直肠镜检查** 通过肛门镜或直肠镜经肛门缓缓进入检查肛管直肠局部之病变，有无痔、肛乳头纤维、溃疡、炎症、直肠瓣变异等，必要时可取组织病理检查。

4. **电子结肠镜** 通过安装于肠镜前端的电子摄像探头观察大肠黏膜颜色有无变化、肠腔有无狭窄、有无溃疡、炎症、息肉、肿瘤等此检查需要完全清洁灌肠，否则不能检查彻底。

5. **钡灌肠** 通过肛门注入钡剂拍片观察大肠的长短，有无冗长、下垂、盘曲，有无畸形、狭窄、扩张、袋形是否正常及大肠位置是否正常等来判断是否存在巨结肠、结肠冗长症、脾曲综合征、盆底疝等，此检查前后需要清洁灌肠。

6. **结肠传输试验** 健康人食物经口摄入，消化而成粪便排出体外时间一般在 24 小时左右，即胃滞留时间平均 6 小时，通过小肠平均 4 小时，通过结肠时间平均 15 小时，共 25 小时。结肠传输试验在便秘诊断分型上非常重要。特别是结肠分段通过时间对通过缓慢、排空延迟的定位及疗法选择具有重要意义。

7. **排粪造影检查**　又称动态性或排空型造影检查，是一种模拟排便的过程。它是通过向患者直肠内注入造影剂（硫酸钡），动态观察静息、提肛、力排及排空后状态下直肠及肛管形态、功能位置及位置变化的特殊造影检查方法。用以了解直肠、肛管及盆底结构有无功能性及器质性改变，明确引起出口梗阻型便秘诊断的重要依据。

8. **肛门直肠压力测定**　Klatt 认为此法反复使用，对选择手术病例有一定意义，静息压与收缩压增高常提示盆底肌和耻骨直肠肌痉挛，静息压与收缩压降低提示会阴下降。

（三）治疗原则

无论任何类型便秘均应首先采用系统的非手术疗法，即使经过上述检查确诊为出口梗阻性便秘，亦应首选非手术疗法。只有经过系统治疗仍无疗效的病例，才能根据诊断选用不同的术式进行手术。

1. **非手术治疗**

（1）饮食疗法：是治疗和预防各种便秘的基础方法。多饮水，一般要求清晨饮温开水 500ml，早餐一杯热牛奶加点心，每日饮水总量为 2000ml；多进富含纤维素的食品，如燕麦片、魔芋粉等，每餐 10 ～ 15g 不等。多吃蔬菜和水果，如香蕉、苹果及红薯，禁食辣椒及饮酒。

（2）养成良好的排便习惯：首先应克服人为抑制便意、排便时看书、吸烟而导致排便时间过长、过度用力排便等不良习惯，利用平常的排便条件反射排便，在早晨起床后和进餐后结肠产生集团蠕动，可将粪便推进直肠引起便意，故每天早起后排便一次最好。

（3）运动疗法：加强体育锻炼，经常散步，打太极拳或跳迪斯科舞，扭展腰肢，以改善胸、膈、腹肌的力量。坚持练养生功及有效运动，特别是顺时针的腹部按摩，最好每日2次，每次10分钟。

（4）药物治疗：对于便秘患者应用胃肠动力药，如西阿必利5～10mg，每日2～3次口服。对于较严重的便秘患者，可酌情应用缓泻药，但刺激性泻药，如酚酞（果导片），中药的番泻叶、大黄，长期使用可加重便秘，应慎用、少用、间断地使用。

①益生菌：益君康，也可服用妈咪爱、酸奶等益生菌制剂。

②舒泰清（复方聚乙二醇电解质散）：成人每次服用125ml溶液，每日2次；老年人开始时每日1次，必要时同成人剂量，或遵医嘱。

长期使用缓泻药还易致结肠黑变病，并可产生药物依赖，故需熟悉各类缓泻药的特点，切忌滥用。其中麻仁滋脾丸或麻仁软胶囊效果较好，润肠而不伤脾。笔者曾遇一位直肠狭窄长期便秘的患者，左下腹可触到串珠样硬结，经X线透视为粪石症，不同意手术，遂嘱其久服麻仁滋脾丸，两个月后来院复诊，左下腹粪石已排出，经X线检查未见粪石而愈。

（5）生物反馈治疗：生物反馈治疗作为便秘的一线疗法，具有无痛苦、治愈率高、安全无副作用等特点。一般推荐2～3个月为1个疗程，病情严重、反复发作者建议适当延长疗程，每个疗程10次，每天1次，每次30～40分钟。如果配合规范的球囊训练，可取得较好的疗效。

（6）中医治疗：遵医嘱口服中药调理、中药直肠滴入、耳穴埋豆、电针、普通针刺、灸法等。

（7）精神心理治疗：在治疗过程中，应强调精神心理治疗的重要性，包括健康教育、心理治疗、认知行为治疗、药物治疗等。必要时遵医嘱给予抗焦虑抑郁药物治疗。

2. 手术疗法　功能性便秘有结肠慢传输型便秘和出口梗阻型便秘。通过非手术治疗，绝大多数便秘病人可以得到治愈，少数顽固性便秘病人经过系统非手术治疗无效方可考虑手术治疗。但我们必须清楚，便秘往往是两种甚至多种疾病或症状混杂在一起的综合征，必须严格掌握手术指征，应以解除病人的症状为目的。

结肠慢传输型便秘手术方式包括结肠次全切除吻合、升—直吻合术，全结肠切除回—直吻合术，全结直肠切除、回肠贮袋肛管吻合术。

出口梗阻便秘主要术式有经肛手术治疗，包括经肛吻合器直肠切除术、直肠瓣缝扎悬吊术；经会阴直肠前突修补术、盆底抬高术等。

【护理诊断】

1. **焦虑、恐惧**　与担心手术及术后恢复效果有关。

2. **粪性皮炎**　与术后早期排便次数较多有关。

3. **疼痛**　与手术创面有关。

4. **知识缺乏**　与缺乏相关知识及术后功能锻炼有关。

5. **自我形象紊乱**　与造瘘有关。

6. **部分生活自理能力缺陷**　与术后卧床、留置导管有关。

7. **活动无耐力**　与术后疼痛、长时间卧床、禁食有关。

8. 舒适度的改变 与术后留置导管有关。

9. 潜在并发生症 肠梗阻、吻合出血或吻合口瘘、肛门坠胀、大便失禁、尿路感染、切口感染、皮下气肿、深静脉血栓。

【护理措施】

（一）术前护理

1. 心理护理

（1）评估患者的心理状况，了解患者胃肠心理评估结果，是否存在抑郁、焦虑、自杀倾向。

（2）加强护患沟通，护士具备敏锐的观察力和预见性，了解患者需求，及时发现患者情绪变化。

（3）向患者介绍腹腔镜手术最大的特点，让患者及其家属对手术有初步的认识，举例手术恢复效果较好的患者，并请在院做同样手术的患者向其他患者分享经验及恢复效果，提高患者对疾病治疗的信心。同时做好患者家属的宣教，得到患者家属的心理支持，减轻患者的心理负担。

2. 完善专科检查 患者检查期间护士应知晓患者检查进展及检查项目。根据检查注意事项指导患者完成相关辅助检查，了解患者检查结果和心理变化。

3. 术前肛门功能锻炼

（1）术前指导患者有效咳痰、翻身叩背增强患者术后依从性。

（2）指导患者进行肺功能锻炼，包括吹气球、爬楼梯，改善患者呼吸功能，提高患者对手术的耐受力，降低围术期风险。

（3）术前给予盆底肌功能锻炼生物反馈治疗、低频脉冲电治疗、肌电图监测。

4. 营养支持

（1）术前清淡饮食，遵医嘱给予肠内营养支持口服肠内营养剂（瑞能）。

（2）给予肠外营养支持，因全营养制剂渗透压较高，外周静脉输注时及易损伤血管，易造成静脉炎，给予中心静脉置管或经外周静脉中心置管。

5. 皮肤、肠道准备

（1）术前 1 天，给予全腹部至大腿部位备皮，并做好清洁。特别注意需指导家属清洁患者肚脐。

（2）术前 1 周左右开始进行肠道准备，术前 1 天行全肠道清洁，口服复方聚乙二醇电解质散兑温开水 2000ml 口服。

（3）术前一晚、术晨给予清洁灌肠。

6. 其他准备　术晨更衣、床旁安置胃管、尿管，避免术中误伤膀胱。

（二）术后护理

1. 密切观察病情变化，注意合理的体位　①患者术后由监护室观察 2～3 天转入普通科室，遵医嘱根据患者病情给予心电监护和氧气吸入，观察患者生命体征，如体温、脉搏、呼吸、血压、氧饱和度，观察患者意识及配合程度。②体位：给予半卧位休息，利于腹腔引流管引流。

2. 心理护理　在与便秘患者心理护理过程中应注重沟通交流，将热情、尊重、倾听、理解贯穿干预全过程。详细收集患者的资料，向患者讲解术后相关注意事项，取得患者及其家属配合，做好患者宣教工作，鼓励患者家属参与到患者心理支持活动中。

3. 饮食护理　　遵医嘱禁饮禁食，待肠蠕动功能恢复后改为流质饮食，如乌鱼汤、口服肠内营养剂（瑞能）100ml，每日 2 次。饮食指导应遵循循序渐进的原则，少量多餐，患者可 2 ～ 3 小时进一次餐，每天进食 5 ～ 6 次，术后第 3 天给予半流质饮食，如稀饭、面条、蛋花、馄饨藕粉等，1 周后可进软食，嘱其清淡营养、高蛋白、高能量饮食。根据患者肠功能恢复及排便情况逐渐过渡至普食。

4. 疼痛护理　　由于该疾病采用腹腔镜手术，大部分患者术后疼痛症状较轻。责任护士定时评估患者术后有无疼痛，疼痛的程度、性质、症状和体征。通过对患者疼痛评分来确定给予相应的护理措施。术后一般患者会配备 PCA 镇痛泵，护士应针对 PCA 镇痛泵的使用给予患者和其家属进行讲解，并操作演示，评估对其掌握情况。定期巡视病房，评估患者疼痛的程度，给予患者心理护理。

5. 营养支持及药物治疗　　术后患者禁食禁水，经中心静脉置管给予患者肠外营养支持，护士应做好深静脉置管的护理，每 2 小时冲管 1 次，根据深静脉置管护理常规进行护理。同时观察患者排气情况，待肠蠕动恢复给予肠内营养支持。

6. 引流管护理　　建立导管评估表，对中、高危风险者护士应加强巡视，术后严密观察各种引流管引流液的颜色、性状、量。术后指导患者卧床时用安全别针将引流袋固定于床边；下床活动时，应夹毕尿管，将尿管固定于耻骨联合下；其他引流管可固定在患者上衣衣襟处；时刻保持引流管通畅，避免其受压、打折、牵拉，严防管路脱出、自拔。若血浆引流管出现大量血性引流液，要警惕患者出现腹部内部出血，应及时通知医师，并积极配合治疗。

7. 功能锻炼　盆底肌功能及腹肌锻炼，嘱其每日坚持做提肛运动，每日 3 组，每组提肛 100 次，持续 5～10 分钟即可。术后 20 天左右给予生物反馈治疗、低频脉冲治疗。

8. 并发症护理　①肛门坠胀：持续盆底肌及腹肌功能锻炼，给予提肛运动，每日提肛运动 3 组，每组 100 次，或给予消炎镇痛药坐浴。如患者自觉肛门坠胀明显指导患者做膝胸卧位，可缓解肛门坠胀感。②肠梗阻：严密观察患者有无腹痛、腹胀等症状，观察患者排气、排便，发现异常及时报告医师，嘱其早期下床活动，卧床时勤翻身，术后指导患者咀嚼口香糖，促进肠蠕动，防止肠粘连。用白酒将小茴香浸润合并 TDP 照射熨烫腹部。③吻合口瘘及吻合口出血：观察患者大便的颜色、性状及生命体征，体位、脉搏、呼吸、血压；观察患者有无腹胀、腹痛，血浆引流颜色、性状、量。④下肢静脉血栓：评估患者下肢有无肿胀、麻木感，下肢是否屈伸灵活，以便及时发现异常情况，同时协助患者进行下肢的被动屈伸运动，间断按摩下肢，防止深静脉血栓形成。⑤皮下气肿护理：观察面部皮下扪及有无捻发音，有无咳嗽、胸痛、呼吸频率的变化，皮下气肿一般 1～2 天可自愈。

【健康指导】

1. 通过口头讲解教育、向患者发放健康教育手册、试听播放等不同方式给予患者健康宣教。

2. 向患者讲解慢传输型便秘定义，使其正确认识便秘。

3. 向患者讲解需要改变的生活方式，如饮食、活动、作息等，养成良好的排便习惯。

4.鼓励患者检查练习济川捭阖术及提肛运动。

（1）保持乐观、开朗的情绪，丰富生活内容，使气血条达，心气和顺。

（2）治疗过程中做好患者安全宣教，防止患者跌倒、坠床、烫伤的发生。

（王玉洁　勾玉莉）

第九节　大肠息肉患者的护理

凡从黏膜表面突出到肠腔的息肉状病变，在未确定病理性质前均称为息肉。息肉分为腺瘤性息肉和非腺瘤性息肉两类。结、直肠息肉是一种癌前病变，临床上以结肠息肉和直肠息肉为最多，小肠息肉较少，可分为单个或多个。小息肉一般无症状，大的息肉可有出血、黏液便及直肠刺激症状。息肉可采用经肠镜下切除、经腹或经肛门切除等多种方法进行治疗。

【护理评估】

（一）临床表现

根据息肉生长的部位、大小、数量多少，临床表现不同。

1.多数结、直肠息肉患者无明显症状，部分患者可有间断性便血或大便表面带血，多为鲜红色；继发炎症感染可伴多量黏液或黏液血便；可有里急后重；便秘或便次增多。长蒂息肉较大时可引致肠套叠；息肉巨大或多发者可发生肠梗阻；长蒂且位置近肛门者息肉可脱出肛门。

2. 少数患者可有腹部闷胀不适，隐痛或腹痛症状。

3. 伴发出血者可出现贫血，出血量较大时可出现休克状态。

（二）辅助检查

1. 直肠指诊可触及低位息肉。

2. 肛镜、直肠镜或纤维结肠镜可直视见到息肉。

3. 钡灌肠可显示充盈缺损。

4. 病理检查明确息肉性质，排除癌变。

（三）治疗原则

结直肠息肉是临床常见的、多发的一种疾病，因为其极易引起癌变，在临床诊疗过程中，一旦确诊就应及时切除。结直肠息肉完整的治疗方案应该包括：正确选择首次治疗方法，确定是否需要追加肠切除及术后随访等三部分连续的过程。

1. **内镜摘除**　是治疗结直肠息肉一种常用的治疗手段，方便、快捷、安全、有效，但内镜下治疗结直肠息肉依然存在着术后病情复发及穿孔、出血等手术并发症。

2. **手术治疗**　息肉有恶变倾向或不符合内镜下治疗指征，或内镜切除后病理发现有残留病变或癌变，则需手术治疗。距肛门缘 8cm 以下且直径 ≥ 2cm 的单发直肠息肉可以经肛门摘除；距肛缘 8cm 以上盆腹膜反折以下的直径 ≥ 2cm 单发直肠息肉者可以经切断肛门括约肌入路或经骶尾入路直肠切开行息肉局部切除术；息肉直径 ≥ 2cm 的长蒂、亚蒂或广基息肉，经结肠镜切除风险大，需行经腹息肉切除，术前钛夹定位或术中结肠镜定位。

3. **药物治疗**　如有出血，给予止血，并根据出血量多少进行相应处置。

【护理诊断】

1. **焦虑与恐惧**　与担忧预后有关。

2. **急性疼痛**　与血栓形成、术后创伤等有关。

3. **便秘**　与不良饮食、排便习惯等有关。

4. **潜在并发症**　贫血、创面出血、感染等。

【护理措施】

1. 术前准备。术前 1 日进半流质、少渣饮食，检查及治疗前 4～5 小时口服复方聚乙二醇电解质散行肠道准备。术前禁食，如患者检查前所排稀便为稀薄水样，说明肠道准备合格，如所排稀便为粪水，或混有大量粪渣，说明肠道准备差，可追加清洁灌肠或重新预约检查，待肠道准备合格后再行检查或治疗。

2. 肠镜下摘除息肉后应卧床休息，以减少出血并发症。注意观察有无活动性出血、呕血、便血，有无腹胀、腹痛及腹膜刺激症状，有无血压、心率等生命体征的改变。

3. 结直肠息肉内镜下摘除术后即可进流质或半流质饮食，1 周内忌粗糙食物。如有便秘可服缓泻药，也可采用拇指按中脘、天枢、足三里、丰隆各 1 分钟，每日 3 次或 4 次。

4. 术后有少数患者发生腹部胀痛、肠胀气，多因手术中注入气体过多所致，可针刺足三里、中脘，留针 15 分钟，可缓解腹部胀痛，迅速减轻肠胀气。

【健康指导】

1. **饮食指导**　多食新鲜蔬菜水果等含膳食纤维高的食物，少吃油炸、烟熏和腌制的食物。

2. **生活指导**　保持健康的生活方式；加强体育锻炼，增强免疫力，戒烟酒。

3. **随访**　单个腺瘤性息肉切除，术后第一年随访复查，如检查阴性者则每 3 年随访复查 1 次。多个腺瘤切除或腺瘤大于 20mm 伴不典型增生，则术后 6 个月随访复查 1 次，阴性则以后每年随访复查 1 次，连续两次阴性者则改为 3 年随访复查 1 次，随访复查时间不少于 15 年。

（谢玲女）

第十节　大肠癌患者的护理

结肠癌和直肠癌统称为大肠癌，为常见的消化道恶性肿瘤之一，近年来发病率逐年上升，且有结肠癌多于直肠癌的趋势。大肠癌的病因虽尚未明确，但其相关的高危因素逐渐被认识，与环境、饮食、生活习惯、生活方式及膳食结构密切相关。

【护理评估】

（一）临床表现

1. **结肠癌**　早期多无症状或症状轻微，易被忽视。

（1）排便习惯和粪便性状改变：常为进展期的首发症状。表现为大便次数增多、粪便不成形或稀便。癌肿增大引起肠腔狭窄造成部分肠梗阻时，可出现腹泻与便秘交替现象。癌肿表面破溃、感染等，会出现脓血、黏液便。

（2）腹痛：也是常见的早期症状。疼痛部位不明确，为持续隐痛或仅为腹部不适或腹胀感。出现肠梗阻时，痛感剧烈，甚至出现阵发性绞痛。

（3）腹部肿块：以右半结肠癌多见，多为肿瘤本身，也可为粪块。若癌肿穿透肠壁并发感染，可表现为固定压痛的肿块。

（4）肠梗阻：多为晚期症状，一般呈低位、慢性、不完全性梗阻。有肠梗阻表现。

（5）全身症状：因长期慢性失血、癌肿溃烂、感染、毒素吸收等，病人有贫血、消瘦、乏力、低热等全身性表现。晚期出现肝大、黄疸、水肿、锁骨上淋巴结肿大及恶病质等。

（6）左半结肠癌与右半结肠癌的临床表现不同：因右半结肠肠腔大，故右半结肠癌以中毒症状、贫血和腹部包块为主。而左半结肠肠腔相对狭窄，故左半结肠癌以肠梗阻、便秘和便血为主。

2. **直肠癌** 早期仅有少量便血或排便习惯改变，易被忽视，当病情发展或伴发感染时才出现显著症状。

（1）直肠刺激症状：癌肿刺激直肠产生频繁便意，引起排便习惯改变，便前常有肛门下坠、里急后重或排便不尽感；晚期可出现下腹痛。

（2）黏液血便 为直肠癌患者最常见的临床症状，80%～90%患者可发现便血，癌肿破溃后，可出现血性和（或）黏液性便，多附于粪便表面；严重感染时可出现脓血便。

（3）肠腔狭窄症状：癌肿增大和（或）累及肠腔缩窄。初始大便变形、变细，之后可有腹痛、腹胀、排便困难等慢性肠梗阻症状。

（4）转移症状：可发生血尿、排便困难、骶尾部痛等临床症状。

（二）辅助检查

1. **直肠指诊**　是诊断直肠癌的最主要和直接的方法之一。

2. **实验室检查**

（1）大便隐血试验：可作为高危人群的初筛方法及普查手段。持续阳性者应进一步检查。

（2）癌胚抗原（CEA）测定：对大肠癌的诊断和术后监测有一定价值。主要用于监测大肠癌的复发，但对术前不伴有 CEA 升高的大肠癌病人术后监测复发无重要意义。

3. **内镜检查**　直肠镜、纤维或电子结肠镜目前是诊断直肠癌最有效、最安全、最可靠的检查方法。它不但可以进行细胞涂片和活组织检查取得病理诊断，且能对病灶的定位、形态、肠腔狭窄程度、浸润范围等做出诊断。

4. **影像学检查**

（1）X 线钡剂灌肠或气钡双重对比造影检查：是诊断结肠癌的重要检查方法，可观察到结肠壁僵硬、皱襞消失、存在充盈缺损及小龛影。采用钡剂和空气灌肠双重对比的检查方法有利于显示结肠内较小的病变，清晰度明显优于单纯 X 线钡剂灌肠检查。

（2）B 超和 CT 检查：有助于了解癌肿浸润深度及淋巴转移情况，还可提示有无腹腔种植，是否侵犯邻近组织器官或肝、肺等。

（3）MRI 检查：对肿瘤外侵程度的判断是比较准确的，对直肠癌的 T 分期及术后盆腔、会阴部复发的诊断较 CT 优越。

（三）与疾病相关的健康史

1. 健康史

（1）一般资料：了解患者年龄、性别、饮食习惯，有无烟酒、饮茶嗜好。如需行肠造口则需要了解患者的职业、视力情况、造口位置、腹部情况、皮肤情况及双手的灵活性。

（2）家族史：了解家族成员中有无家族腺瘤性息肉病、遗传性非息肉病性结肠癌、大肠癌或其他肿瘤患者。

（3）既往史：患者是否有过腺瘤病、溃疡性结肠炎等疾病史或手术史，是否合并高血压、糖尿病等。

2. 身体状况

（1）症状：评估患者排便习惯有无改变，是否出现腹泻、便秘、腹痛、腹胀、肛门停止排气、排便等肠梗阻症状，有无大便表面带血、黏液和脓液的情况。评估营养和进食状况，有无肝大、腹水、黄疸、消瘦、贫血等。

（2）体征：腹部触诊和直肠指诊有无扪及肿块及肿块大小、部位、硬度、活动度、有无局部压痛等。腹部触诊从患者左下腹开始，逆时针方向，由下向上，先左后右，同时观察患者反应与表情。

（3）辅助检查：影像学检查、粪便隐血试验、内镜检查和癌胚抗原测定等检查结果，有无重要脏器功能检查结果的异常、营养指标及肿瘤转移情况等。

（四）心理社会状况

患者和家属对所患疾病的认知程度，有无情绪障碍等影响康复的心理反应。了解患者和家属能否接受制定的治疗护理方案，以及对肠造口知识及手术前配合知识掌握程度。了解家庭对患者手术进一步治疗的经济承受能力和支持程度。

（五）治疗原则

手术切除是大肠癌的主要治疗方法，配合化疗、放疗、免疫治疗等可在一定程度上提高疗效。

1. 手术治疗

（1）结肠癌的手术

①右半结肠切除术：适用于盲肠、升结肠及结肠肝曲部的癌肿。切除范围：回肠末端 15 ～ 20cm、盲肠、升结肠及横结肠的右半，连同所属系膜及淋巴结。肝曲的癌肿尚需切除横结肠大部及胃网膜右动脉组的淋巴结。切除后做回、结肠端端吻合或端侧吻合（缝闭结肠断端）（图 7-11）。

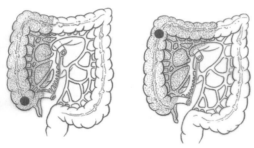

图 7-11　右半结肠切除范围

②左半结肠切除术：适用于降结肠、结肠脾曲部癌肿。切除范围：横结肠左半、降结肠、部分或全部乙状结肠，连同所属系膜及淋巴结。切除后结肠与结肠或结肠与直肠端端吻合（图 7-12）。

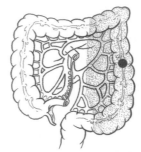

图 7-12　左半结肠切除范围

　　③横结肠切除术：适用于横结肠癌肿。切除范围：横结肠及其肝曲、脾曲。切除后做升、降结肠端端吻合。若吻合张力过大，可加做右半结肠切除，做回、结肠吻合（图 7-13）。

　　④乙状结肠癌肿的根治切除：根据癌肿的具体部位，除切除乙状结肠外，或做降结肠切除或部分直肠切除。做结肠直肠吻合（图 7-14）。

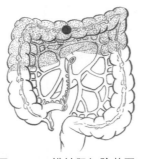

图 7-13　横结肠切除范围

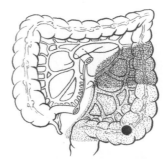

图 7-14　乙状结肠切除范围

　　⑤结肠癌并发急性肠梗阻的处理：肿瘤局部侵润广泛，或与周围组织、脏器固定不能切除时，若肠管已梗阻或不久可能梗阻，可行肿瘤远侧与近侧的短路手术，也可做结肠造口术。如果

有远处脏器转移而局部肿瘤尚允许切除时，可用局部姑息切除，以解除梗阻、慢性失血、感染中毒等症状。

（2）直肠癌的手术：

①直肠癌局部切除术：适用于瘤体直径≤2cm、分化程度高、局限于黏膜或黏膜下层的早期直肠癌。手术方式包括经肛门途径、经骶后径路及经前路括约肌途径局部切除术。

②直肠癌腹会阴联合切除术（abdominal perineal resection，APR）：即 Miles 手术，原则上适用于腹膜反折以下的直肠癌。切除范围包括乙状结肠远端及其系膜、全部直肠、肠系膜下动脉及其区域淋巴结、全直肠系膜、肛提肌、坐骨直肠窝内脂肪、肛管与肛门周围约 5cm 直径的皮肤、皮下组织及全部肛管括约肌，于左下腹行永久性结肠造口（图 7-15）。

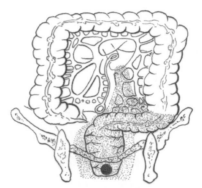

图 7-15　Miles 手术

③直肠低位前切除术（low anterior resection，LAR）：或称经腹直肠癌切除术，即 Dixon 手术，原则上适用于腹膜反折以上的直肠癌。但大样本的临床病理学研究提示，只有不到 3% 的直

肠癌向远端浸润超过 2cm，因而是否选择 Dixon 手术需依具体情况而定。一般要求癌肿距肛缘 5cm 以上，远端切缘距癌肿下缘 2cm 以上（图 7-16）。

④经腹直肠癌切除、近端造口、远端封闭术（Hartmann 手术）：适用于全身情况差，无法耐受 Miles 手术或急性肠梗阻不宜行 Dixon 手术的患者（图 7-17）。

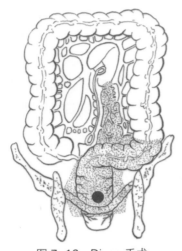 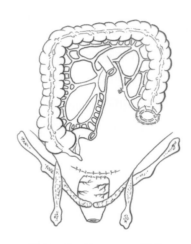

图 7-16　Dixon 手术　　　　　图 7-17　Hartmann 手术

⑤姑息性手术：适用于局部癌肿尚能切除，但已发生远处转移的晚期癌肿患者。若体内存在孤立转移灶，可一期切除原发灶及转移灶；若转移灶为多发，仅切除癌肿所在的局部肠段，辅以局部或全身化、放疗。无法切除的晚期结肠癌，可行梗阻近、远端肠管短路手术，或将梗阻近端的结肠拉出行造口术，以解除梗阻。晚期直肠癌患者若并发肠梗阻，则行乙状结肠双腔造口。

2. 直肠癌的放化疗

（1）术前新辅助治疗：直肠癌的新辅助治疗，从单纯放射治疗，发展到现今的标准—同步放化疗，再到进一步的探索去放疗模式的单纯化疗，近些年分别取得了不少进展。目前的标准是：完成术前放化疗，6～12周以后再进行手术切除。

（2）术后辅助治疗

①术后放疗多用于晚期癌肿、手术无法根治或局部复发者。

②术后化疗大多是术后全身化疗，不少临床试验显示术后辅助化疗对中晚期直肠癌有改善预后的作用。

3. 分子靶向治疗　临床上常用的有西妥昔单抗、贝伐单抗、Vatalanib。

4. 中医治疗　应用补益脾肾、调理脏腑、清肠解毒的重要制剂，配合放、化疗或手术后治疗，可减轻不良反应。

【护理诊断】

1. 焦虑　与对癌症的治疗缺乏信心和对肠造口影响日常生活和工作有关。

2. 营养失调　与肿瘤消耗、放化疗、慢性便血、手术创伤等有关。

3. 自我形象紊乱　与肠造口后体型改变及排便方式改变有关。

4. 潜在并发症　出血、感染、肠粘连肠梗阻、尿潴留、便失禁、造口相关并发症等。

【护理措施】

（一）术前护理

1. 心理护理　护理人员应关心体贴患者，解除患者的焦虑，鼓励患者及家属说出对疾病的感受，指导患者及家属通过各种途径了解疾病的发生、发展及治疗护理方面的新进展，树立与疾病做斗争的勇气及信心。对于肠造口者，可通过图片、模型、实物向患者及其家属介绍结肠造口的部位、功能及护理等。可请有同样经历且恢复良好、心理健康的患者现身说法，使其了解只要护理得当，肠造口对其日常生活、工作并不会造成太大影响，从而增加患者对手术治疗的信心，提高适应力，主动配合治疗。同时合理运用社会支持争取家人与亲友的积极配合，从多方面给患者关怀与支持。

2. **营养支持**　对于无梗阻症状的患者，术前给予高蛋白、高热量、高维生素、易消化少渣饮食，如鱼肉、瘦肉、乳制品等，禁食者静脉补充营养液。术前因腹泻、恶心、呕吐或肿瘤压迫肠道引起水、电解质及酸碱平衡失调和营养不良时，应及时纠正。必要时，少量多次输血、输清蛋白等，以纠正贫血和低蛋白血症。

3. **基础疾病的纠正**　伴随高血压、糖尿病的患者术前监测血糖、血压，根据医嘱合理用药，控制血压、血糖在安全范围，降低手术风险。术前进行 DVT 危险因素评估，高风险的患者及时给予预防性干预措施。

4. **肠道准备**　肠道清洁，一般于术前一日行肠道准备，目前临床多主张采用全肠道灌洗法。常规肠道准备：术前一日午餐后禁食固体食物；14:00 时起服离子泻药清洁肠道，2～3 小时服完（离子泻药服完后可适当饮水，无禁忌者可饮糖水）直至大便呈清水状；晚 24:00 时后禁水直至手术。（有肠梗阻者不服用离子泻药，根据医嘱行肠道准备）。快速康复理念：除行常规肠道准备外，晚 20：00 时口服肠内营养液 500ml，术日晨口服 5% 葡萄糖溶液 500ml，后禁食禁水至手术。

5. **造口定位**　对于拟行肠造口的患者应进行术前肠造口的定位，以降低术后造口并发症的发生率，减少对患者生活习惯的影响，便于患者的自我护理。

6. **其他术前准备**　术晨排空膀胱，麻醉后手术前留置导尿，防止术中损伤膀胱。对于肿瘤累及阴道后壁的患者，在术前 1 日下午及术晨各进行一次阴道冲洗。

（二）术后护理

1. **病情观察**　术后生命体征检测，术后 24 小时内每小时测血压、脉搏、呼吸，病情平稳后延长间隔时间。

2. **体位及活动**　手术日按全麻术后常规护理，麻醉清醒、血压平稳后，取半卧位（床头抬高 30°）以利于引流，鼓励患者 1～2 小时改变体位，活动四肢，预防下肢深静脉血栓的形成。术后当天，病情允许，鼓励患者床上翻身，进行床上蹬腿抬臀锻炼，活动四肢；术后第一日床上活动为主，指导患者有效咳嗽、咳痰，咳嗽前叩背，咳嗽时按压腹部，防止腹腔压力突然增加，牵拉伤口增加患者疼痛感；术后第二日病情许可，协助患者下床活动，累计大于 2 小时，以后逐日增加活动量，以促进肠蠕动恢复，减轻腹胀，避免肠粘连。活动时防止跌倒及导管脱出，保护伤口，避免牵拉带来的疼痛。

3. **营养支持**　传统方法为术后早期禁食、胃肠减压，经静脉补充水、电解质及营养物质。伴随着快速康复外科理念的推广，多中心随机对照研究表明，直肠癌术后患者早期进食是安全的。

4. 引流管护理

（1）留置导尿管护理：留置期间注意保持导尿管通畅，保持尿道口和会阴部的清洁，降低导管相关尿路感染的发生率。观察尿液性状、量，若出现脓尿、血尿等情况及时处理。

（2）盆腔引流管：保持引流管通畅，避免受压、扭曲、堵塞，观察并记录引流液的色、质、量。如短时间内引流出鲜红色血液较多，则提示盆腔内出血，需立即报告医生及时处理。如引流管引出气体或引流出伴有臭味粪性液体，则提示吻合口漏的发生。

5. 肠造口护理　　直肠癌术式中，APR 术和 Hartmann 术的造口类型为乙状结肠末端的单腔造口，LAR 术患者为降低吻合口漏的发生及降低吻合口漏发生后的危险性，根据病情会行保护性回肠袢式造口，一般为临时性造口，术后 6～8 周回纳。

（1）造口出血：多由于血管未结扎或结扎线脱落所致，少量出血可纱布压迫止血。量多时，用 1‰ 肾上腺素湿纱布压迫或云南白药粉外敷后纱布压迫。活动性出血时，结扎血管。

（2）造口缺血坏死：多由于造口血运不良，拉出肠管张力过大，造口系膜过紧等因素有关。

（3）造口回缩：可能与造口黏膜缺血坏死肠管回缩，造口感染有关。需手术重建造口。

（4）造口狭窄：与造口黏膜缺血、坏死、回缩、皮肤黏膜分离后肉芽组织增生，瘢痕收缩有关。每日进行造口扩张训练。手指扩张时避免出血、疼痛。忌用锐器扩张。当小指无法通过时，可考虑手术治疗。

（5）造口脱垂：与腹壁肌层开口过大，腹部长期用力，造成腹压过大有关。对结肠造口者，排泄物排空时可用腹带或束裤加以支持固定。脱垂的黏膜有糜烂、坏死或脱垂伴旁疝时，应选择手术治疗。

（6）造口旁疝：与腹壁筋膜开口太大，肥胖、营养不良或腹压增加有关。

6. 术后并发症的预防及护理

（1）出血：观察生命体征、切口敷料、胃管及腹腔或盆腔引流液的量及性状、尿量等，给予抗酸治疗预防应激性溃疡等，发现异常及时报告医生。

（2）吻合口瘘：吻合口瘘是直肠癌手术后最重要的并发症。开始时可表现为持续性盆腔疼痛和发热，如处理不当，可在吻合口瘘附近形成盆腔脓肿，进而发展成腹膜炎，气体、液体甚至脓液经伤口、引流管口流出，此时已形成窦道。吻合口瘘可通过腹部平片发现肠外气体而确诊。护理上需严密观察病情变化，包括血常规、体温、腹部症状和体征等，积极配合医师治疗，做好病人的解释安慰工作。

（3）吻合口狭窄：术后指导患者尽早进食，争取早日排便，术后可以适当进行肛门指诊，了解吻合口情况，如果发现吻合口狭窄，通过手指或者器械扩肛治愈。指导患者多进食新鲜蔬菜和水果，达到食物扩肛的作用，指导定期复查。

（4）会阴部伤口出血：发生于 APR 术后，可能是术中止血不彻底，也可能继发于感染。开放的会阴部伤口小出血较为常见，安慰患者保持镇静，及时更换敷料，严密观察出血量，维持静脉输液；缝合的会阴部伤口需仔细观察引流出的出血量，判断是否为盆腔内的积血，出血量多的在医师到来之前立即用无菌纱布压迫止血，进一步可手术电凝或结扎止血；继发性出血多发生在术后 7～10 天，多继发于局部感染，止血后需要控制局部感染，充分引流，间断冲洗，全身使用抗生素。

（5）肠梗阻：观察肠鸣音、肛门排气排便的恢复情况，若患者出现腹胀腹痛、无肛门排气排便，提示可能存在术后肠粘连肠梗阻，及时给予胃肠减压等处理，必要时置入肠梗阻导管或积极手术处理。

（6）切口愈合不良：切口感染常发生在术后 3～5 天，表现为切口局部红肿热痛、切口愈合不良、有渗液、体温升高、白细胞升高，遵医嘱使用抗生素，加强切口换药，有效引流，使用抗菌敷料等局部处理。切口裂开一般发生在术后 7～14 天，拆除缝线后 1～2 天发生，可因剧烈咳嗽、用力排便、严重腹胀引起，若全层裂开、肠管脱出应用无菌盐水纱布覆盖，腹带加压包扎，急诊手术。

（三）化疗护理

1. 5-FU　常见不良反应有恶心、呕吐、腹泻、便秘、骨髓抑制。指导病人少量多餐进食，避免辛辣、刺激性食物，可适当服用一些止吐药物；腹泻者宜进食低纤维、高热量食物，补充含钾食物，每日饮水 2000～3000ml，腹泻严重者每次便后温水清洗肛周，使用皮肤保护剂。用药期间定期监测血象和肝肾功能。一般情况下不随意停药或更改剂量，除非病情恶化或产生不可耐受的不良反应。口服剂卡培他滨（希罗达）引起的手足综合征是一种手足毒性，日常生活中指导患者防止手足部位的摩擦，避免接触高温物品，使用减震鞋垫，在医生的指导下口服维生素 B 和西乐葆，有效预防手足综合征。

2. **奥沙利铂**　是第 3 代铂类抗癌药物，常见的胃肠道不良反应有恶心和呕吐，通常为轻到中度，用标准的止吐药可有效控制，但该药的外周神经毒性发生率却高达 90%，是其剂量限制性毒性。一般防治措施包括：加强医患沟通，预先告诉患者治疗期间应避免进冷食、呼吸冷空气、接触冷物体等，防止诱发或加重神经毒性症状；其次，静脉滴注时间适当延长，以避免血浆峰值。还原型谷胱甘肽、钙镁合剂、钠通道阻滞药、阿米斯丁（硫辛酸）、中药等可预防或减轻神经毒性。

（四）放疗护理

1. **放射性肠炎**　指导患者放疗期间饮食宜清淡，少渣、少纤维素，避免产气食物；可用地塞米松＋必奇＋贯新克保留灌肠；微波照射联合保留灌肠治疗放射性肠炎可达到良好疗效；加强症状观察，预防穿孔、出血。

2. **放射性膀胱炎**　一般使用止血药、凝血酶，并抗炎、补液等非手术治疗。一般尿路刺激征，可用金钱草颗粒冲服治疗，静脉应用左克等抗菌药物及激素治疗即可有效。难治性膀胱出血常规治疗效果不佳时，采用经皮股动脉穿刺，双侧髂内动脉栓塞介入微创技术、经尿道膀胱出血点电凝等方法进行止血，并指导患者多饮水，每日 2000 ～ 3000ml。

3. **肛周皮肤护理**　可每日早晚进行温盐水或1：5000高锰酸钾溶液坐浴，水温38 ～ 41℃，每次10 ～ 20分钟，其目的是改善局部血液循环，促进组织水肿或炎症吸收，解除痉挛，并对局部起清洁作用。指导患者保持肛周皮肤清洁干爽，用柔软纸擦拭肛门，必要时温水清洗。

4. 照野皮肤保护　保持局部皮肤清洁干燥，保持划痕线清晰，内裤及用物宜选用柔软、吸水性好的材料。出现外阴炎症患者进行温水坐浴时水温不宜过高，一般为 37 ～ 38℃，皮炎干痂要自然脱落，避免用手挠抓或自行剪切以防感染。

【健康指导】

1. 向患者及家属介绍大肠癌的诱因及预防知识，患者知晓大肠癌的症状和体征、治疗方法，并能积极配合。

2. 保持良好的情绪、乐观的态度，积极的心态可以增强机体的抗病能力，有利于身体健康的恢复。

3. 饮食方面宜少量多餐，循序渐进。吃清淡易消化食物，多吃新鲜蔬菜水果，多喝水。少吃腌制、油炸、烧烤及刺激性的食物。戒烟戒酒，忌暴饮暴食。由半流食（稀饭、馄饨、面条、面包等）慢慢过渡到软饭和干饭。

4. 活动与锻炼注意劳逸结合，避免劳累。适当参加户外活动，如慢跑、太极拳、快走等有氧运动。也可适当干一些家务活，避免提重物或用力咳嗽等致腹压过大引起造口脱垂、造口旁疝及切口疝等。

5. 按时服用出院带药，如需术后辅助化疗，及时返院。

6. 出现以下情况时能及时就诊：①切口红肿，有渗液；②肛门排气排便停止，腹痛剧烈；③造口并发症的预防和处理（如造口黏膜炎、周围皮炎、造口狭窄坏死、肠脱出、疝形成或造口回缩等）。术后 2 年内每 3 个月复查 1 次，2 ～ 5 年内每 6 个月复查 1 次，5 年后每年 1 次，术后每年肠镜 1 次。注意观察有无腹痛、腹胀、排便困难及便血等情况，必要时及时就诊。

（谢玲女　李春雨）

参考文献

［1］ 李春雨 . 肛肠病学 . 北京：高等教育出版社，2013：93-94，189-190，668.

［2］ 李春雨，汪建平 . 肛肠外科手术学 . 北京：人民卫生出版社，2015：149-150.

［3］ 李春雨，汪建平 . 肛肠外科手术技巧 . 北京：人民卫生出版社，2013：195-198，404.

［4］ 汪建平 . 中华结直肠肛门外科学 . 北京：人民卫生出版社，2014：723-743，776-794，907-912.

［5］ 李春雨 . 肛肠外科学 . 北京：科学出版社，2016：54-56，146-148.

［6］ 方秀才，刘宝华 . 慢性便秘 . 北京：人民卫生出版社，2014：227-228.

［7］ 韩宝，赵燕生 . 中国肛肠病诊疗学 . 北京，人民军医出版社，2011：227-228.

［8］ 刘玉村，朱正纲 . 外科学普通外科分册 . 北京：人民卫生出版社，2015：201-227.

［9］ 蔡三军 . 循证结直肠肛管肿瘤学 . 上海：上海科学技术出版社，2016：241-283.

［10］ 李乐之，路潜.外科护理学.第 5 版.北京：人民卫生出版社，2012.450-461.

［11］ 金黑鹰，章蓓.实用肛肠病学.上海：上海科学技术出版社，2014：464.

［12］ 李卡，印义琼，杨婕.胃肠疾病护理手册.北京：科学出版社，2015：177-178.

第**8**章　肛肠科微创手术患者的护理

第一节　CMH 手术患者的护理

母痔上黏膜柱状弹力线套扎术（columar ligation operation on the Min hemorrhoids with elastic thread，CMH），是根据痔的发病机理和治疗原则，结合 PPH 和 EPH 手术原理，利用特制的肛肠套扎器进行治疗的一种术式。该术式坚持创新理念，提倡物理疗法，提出沿母痔上动脉柱状套扎法，强调弹力线与弹力胶圈的配合使用，一箭双雕，根据临床诊断可任选其一，满足不同套扎需求，兼具有 PPH 和 EPH 之功能，能够避免套扎吻合术一系列并发症，创面小、愈合快、无痛苦、无肛门狭窄，避免了胶圈滑脱、脱落期出血（图 8-1）。

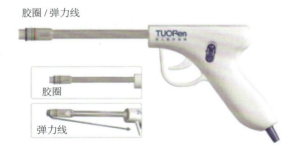

图 8-1　一次性使用肛肠套扎器（CMH）

【手术原理】

利用负压原理，通过特制的一次性使用肛肠套扎器在适当位置将特制的胶圈/弹力线套于痔或痔上黏膜的基底部，通过胶圈的紧缩、绞勒阻断痔的血供或减少静脉倒流，减少痔的充血肥大或血流瘀滞，使之产生缺血、萎缩、坏死，套扎组织逐渐脱落，创面组织修复而愈。

【适应证】

1. Ⅱ～Ⅳ期内痔、混合痔的内痔部分。

2. 直肠前膨出。

3. 直肠黏膜内脱垂。

4. 直肠息肉。

【禁忌证】

嵌顿水肿型外痔、肛管直肠炎症水肿期。

【护理评估】

（一）术前评估

1. 评估患者的一般情况，如年龄、职业、文化程度、生活习惯及个人嗜好等。

2. 评估患者有无长期饮酒的习惯，有无喜食刺激性食物或低纤维素饮食的习惯。

3. 评估患者有无长期便秘、腹泻史，长期站立、久坐或腹压增高等情况。

4. 评估患者重要脏器功能情况，如心、肺、肝、肾等重要脏器功能和出凝血机制等。

5. 评估患者既往身体状况，如有无痔疮药物治疗、手术史；

有无糖尿病、血液疾病史。

6. 评估此次发病的诱因、主要症状和体征等。

（二）术后评估

1. 评估患者的麻醉种类、手术方式、术中失血情况、输液情况。

2. 评估患者的生命体征情况。

3. 评估患者手术切口及引流情况，如伤口有无渗血、渗液；引流管是否畅通，引流液的颜色、量和性质等。

4. 评估患者手术后的心理状况。

5. 评估患者的疼痛程度。

【护理诊断】

1. **出血** 与胶圈滑脱、脱落期出血、感染、距齿状线太近有关。

2. **疼痛** 与术中扩肛不当，引起撕裂和损伤有关。

3. **尿潴留** 与骶麻和疼痛刺激，引起反射性尿道括约肌收缩有关。

4. **便秘** 与不良饮食、排便习惯及惧怕排便有关。

【护理措施】

（一）术前护理

1. 完善各项检查及化验血、尿常规，出凝血时间，心电图和胸透等检查。排净大小便，术前不必禁食。

2. **器械准备** 一次性使用肛肠套扎器（CMH），包括套扎枪、配套肛门镜、胶圈和弹力线。

3. **心理护理** 根据患者存在的紧张、恐惧心理给予相应的心理疏导，缓解患者的精神压力，使其配合治疗。

4.告知患者术前充分的休息对术后康复起着至关重要的作用，如改善环境、进行有效的放松等，必要时，遵医嘱应用镇静安眠药物。

5.若患者发热、血压超过正常值、女性患者月经来潮应及时通知主治医师必要时遵医嘱暂停手术。

（二）术后护理

1.**体位护理**　术后6小时内尽量卧床休息，减少活动。6小时后可适当下床活动，排尿、散步等，**逐渐延长活动时间**，并指导病人进行轻体力活动。

2.**饮食护理**　术后6小时内应禁食或给无渣流食，次日半流食，以后逐渐恢复普食。

3.**切口护理**　术后密切观察切口敷料渗血及渗液的情况，保持切口敷料清洁干燥，若局部渗出较多，应及时通知医生，给予更换敷料，同时观察渗出液的颜色、性质及患者的全身情况。

4.**局部坐浴**　术后每次排便或换药前均用复方荆芥熏洗剂熏洗坐浴，控制温度在43～46℃，每日二次，每次20～30分钟，坐浴后用凡士林油纱覆盖及再用纱垫盖好并固定。

5.**用药指导**　术后适当应用抗菌、止血药物及静脉输液，预防感染、出血。

6.**保持大便通畅**　术后第二天口服润肠通便药物，如舒泰清。

7.**功能锻炼**　术后第3天教会患者提肛运动，促进血液循环，加速愈合。

第二节　TST 手术患者的护理

选择性痔上黏膜切除术（tissue se-lection therapy，TST）是利用开环式微创痔吻合器进行治疗的一种手术方式，是基于中医肛肠外科分段齿状结扎术和 PPH 手术研发的一种痔外科治疗的微创手术。通过 TST 的永久平行关闭和开环式扩肛器设计，可准确定位目标组织，做到针对性切除，并保护非痔脱垂区黏膜组织，TST 术式更加符合肛管形态和生理，有效预防术后肛门直肠狭窄。具有损伤小、痛苦少，并发症少、恢复快等优点（图 8-2）。

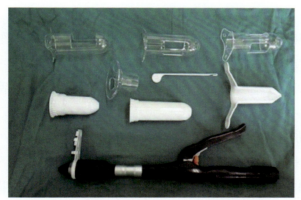

图 8-2　一次性使用管型痔吻合器（AKGZB 型）

【手术原理】

TST 技术遵循了人体痔的形成机制，依照痔的生理病理结构设计而成。旨在纠正痔的病理生理性改变，而非将肛垫全部切除，保留正常的肛垫及黏膜桥。TST 微创术利用了特质的肛肠镜形成不同的开环式窗口，利用吻合探头，锁定痔核，针对痔核的大小和多少来调节痔黏膜的切除范围。

【适应证】

适用于Ⅱ～Ⅳ期内痔、混合痔、环状痔、严重脱垂痔。直肠前突、直肠黏膜脱垂，以及各种肛管、直肠脱垂性疾病等。

【禁忌证】

顽固性便秘、严重的黏膜水肿、盆腔肿瘤、门静脉高压症、布-卡综合征、妊娠妇女、儿童及不能接受手术者均不推荐使用。

【护理诊断】

1. **出血**　与手术吻合口渗血、吻合口感染、距齿状线太近有关。

2. **疼痛**　与术中扩肛或者钳夹皮肤而引起撕裂和损伤有关。

3. **下腹痛**　与吻合时肠道反射有关。

4. **尿潴留**　与骶麻和疼痛刺激而引起反射性尿道括约肌收缩有关。

【护理措施】

1. **术前护理**

（1）完善常规检查，如血常规、凝血时间、心电图等。

（2）手术当天禁食。

（3）术前一日肠道准备，如口服泻药、清洁灌肠等。

（4）心理护理：讲解相关知识，消除患者恐惧、焦虑情绪。

（5）做好皮肤准备及术中用药药物过敏试验。

2. **术后护理**

（1）止痛：手术后因括约肌痉挛，或因肛管内敷料填塞过多而加剧伤口疼痛，手术1～2日内应适当给予镇痛药，检查发现肛管内敷料填塞过紧时，应当予以松解。

（2）饮食指导：术后当日禁食或给流食，次日半流食 2 日，以后逐渐恢复普食，养成良好饮食习惯，平时注意合理调节饮食，多食新鲜的蔬菜水果，多饮水；禁辛辣食物和饮酒。

（3）用药指导：术后适当应用抗菌、止血药物及静脉输液，预防感染、出血。

（4）老年人或前列腺肥大者可留置导尿 48 小时。

（5）注意观察术后出血。手术创面若有出血，应及时处理。

（6）术后第二天口服润肠通便药物。

（7）养成良好的生活习惯：手术后，每次排便后用温水清洗，配合中药熏洗、红外线理疗，促进伤口护理，减轻疼痛等，养成每日定时排便的习惯，在排便时避免读书看报、玩手机，避免延长蹲坐的时间，蹲厕时间小于 5 分钟。

（8）功能锻炼：指导患者术后第三天开始做提肛运动，吸气时，肛门用力内吸上提，紧缩肛门，呼气时放松。每次肛门放松、紧缩 30 次，早晚各一次。

第三节　PPH 手术患者的护理

吻合器痔上黏膜环切术（procedurforprolapse and hemorrhanihs，PPH），又称吻合器痔上黏膜环切术，亦称吻合器痔固定术、痔上黏膜环切钉合术。1998 年，意大利学者 Longo 根据肛垫下移学说，首先提出采用吻合器经肛门环形切除直肠下端黏膜及黏膜下层组织再将其对端吻合，而不切除内痔、肛管皮肤及齿状线等组织，治疗Ⅱ～Ⅲ期环形内痔脱垂的新术式（图8-3）。国内李春雨于2001年起开展此手术已完成六千余例，取得满意疗效。近年来，采用一次性使用肛肠吻合器，术后疼痛轻、住院时间短、损伤小、恢复快。

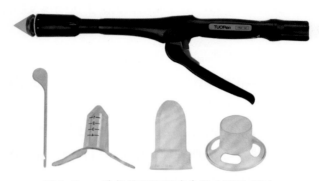

图8-3 一次性使用肛肠吻合器（TRZ-32）

【手术原理】

1."悬吊"即使用特质的手术器械和吻合器，环形切除齿状线上方约2cm的直肠黏膜及黏膜下层组织后，再将直肠黏膜吻合，使脱垂的肛垫向上悬吊回缩原位，恢复肛管黏膜与肛门括约肌之间的局部解剖关系，使痔核逐渐萎缩，起到"悬吊"作用。

2."断流"即切断直肠上动静脉的终末支，减少痔核血供，使核逐渐萎缩，起到"断流"的作用。

【适应证】

1.Ⅱ～Ⅳ期环形内痔、多发混合痔、嵌顿痔、以内痔为主的环形混合痔。

2.Ⅰ～Ⅲ度直肠前突、直肠黏膜脱垂、直肠内套叠。

【禁忌证】

一般不用于孤立的脱垂性内痔。

【护理评估】

（一）术前评估

1. 评估患者的一般情况，如年龄、职业、文化程度、宗教信仰、个人嗜好等。

2. 评估患者重要脏器功能情况，如心、肝、肺、肾等重要脏器功能和出凝血机制等。

3. 评估患者既往身体状况，如有无高血压、糖尿病等慢性病史。

4. 评估患者心理状况及导致患者精神紧张的因素。

5. 评估此次发病的诱因、主要症状和体征等。

（二）术后评估

1. 评估患者的麻醉种类、手术方式、术中失血情况、输液情况、输血情况及引流管安置的部位和作用。

2. 评估患者的生命体征情况。

3. 评估患者手术切口及引流情况，如伤口有无渗血、渗液；引流管是否畅通，引流液的颜色、量和性质等。

4. 评估患者手术后的心理状况。

5. 评估患者的疼痛程度。

【护理诊断】

1. 出血与手术吻合口渗血、吻合口感染距齿状线太近有关。

2. 疼痛与术中扩肛或者钳夹皮肤，引起撕裂和损伤有关。

3. 下腹痛与吻合时肠道反射有关。

4. 尿潴留与骶麻和疼痛刺激、引起反射性尿道括约肌收缩有关。

【护理措施】

（一）术前护理

1. **心理护理**　根据患者存在的心理问题给予相应的心理疏导，缓解患者的压力，改善患者不良的情绪。

2. **充分休息**　告知患者术前充分的休息对术后康复起着至关重要的作用，提供促进睡眠的有效方式，如改善环境、进行有效的放松等，必要时，遵医嘱应用镇静催眠药物。

3. **胃肠道准备**　术前 12 小时禁食，4～6 小时禁水（也可参照加速康复外科理论，缩短禁食水时间），以防麻醉或手术中呕吐而引起吸入性肺炎或窒息。

4. **皮肤准备**　术前一日剔除手术区域的毛发，动作轻柔，切忌将手术区域的皮肤刮破，防止细菌侵入而诱发切口感染。

5. **药物过敏试验**　术前一日遵医嘱进行抗生素药物过敏试验，术中、术后及时用药，预防切口感染。

6. **完善各项检查**　化验血、尿常规，出凝血时间，心电图和胸透等检查。

7. **术日晨的准备**

（1）测量生命体征并记录在体温单上。

（2）指导患者取下眼镜、义齿、发卡、戒指及贵重物品。

（3）手术前指导患者排空膀胱或遵医嘱留置尿管。

（4）遵医嘱给予麻醉前用药，如地西泮或阿托品等。

（5）将病历、术中用药等术中物品备齐，与接手术人员共同核对、签字后带入手术室。

（6）若患者发热、血压超过正常值、女性患者月经来潮应及时通知主治医师，必要时遵医嘱暂停手术。

（二）术后护理

1.体位 根据麻醉情况安置患者卧位，麻醉作用消失后根据手术方式调整卧位。

2.饮食指导 术后当日禁食或给流食，次日半流食 2 日，以后逐渐恢复普食。

3.用药指导 术后适当应用抗菌、止血药物及静脉输液，预防感染、出血。术后第二日口服润肠通便药物。

4.导尿 老年人或前列腺肥大者可留置导尿 48 小时。

5.切口护理 术后密切观察切口敷料渗血及渗液的情况，保持切口敷料清洁干燥，若局部渗出较多，应及时通知医师，给予更换敷料，同时观察渗出液的颜色、性质及患者的全身情况。

6.功能锻炼 术后第三日教会患者做提肛运动。

（赵颖英 李春雨）

参考文献

［1］ 李春雨，汪建平.肛肠外科手术学.北京：人民卫生出版社，2015：639-640.

［2］ 张有生，李春雨.实用肛肠外科学.北京：人民军医出版社，2009：132-136.

［3］ 李春雨，汪建平.肛肠外科手术技巧.北京：人民卫生出版社，2013：195-198.

［4］ 李春雨，汪建平.肛肠外科手术学.北京：人民卫生出版社，2015：500-502.

第一节　熏洗坐浴

【概述】

熏洗法是用药物煎汤，趁热在患部熏蒸、淋洗和浸浴的方法。早在东汉张仲景所著的《金匮要略》中就已载有用苦参汤熏洗治疗狐惑病蚀于下部者，可谓熏洗法的最早记载。唐代孙思邈《千金要方》中载有以药物熏洗痔瘘的方法。以后此法历代习用，并逐渐发展，应用范围不断扩大。中药熏洗疗法在我国有两千年的应用历史。熏洗坐浴疗法是治疗肛肠疾病带来的疼痛或术后疼痛极为有效的方法，可缩短疗程，减轻患者痛苦。熏洗坐浴是依靠药物的药力和热力的双重作用，在治疗疾病的过程中起到了消肿止痛、减轻局部坠胀、疏通腠理、祛风除湿、清热解毒、杀虫止痒的作用。

【适应证】

适用于肛门疾病早期治疗及其术后治疗，可预防术后并发症的发生及缓解肛门不适症状。其中对伤口疼痛、水肿、肛门瘙痒、肿胀、创面愈合延迟等并发症的疗效较好。

【禁忌证】

急性传染病、严重心脏病、重症高血压、严重肾病、主动脉瘤、湿疹、有出血倾向者禁用熏洗坐浴疗法。

【操作前准备】

1. **评估患者并解释**

（1）评估：患者的年龄、治疗情况，局部皮肤、伤口状况、活动能力、心理状态及合作程度。

（2）解释：向患者及家属解释热水坐浴的目的、方法、注意事项及配合要点。

2. **患者准备**

（1）了解熏洗坐浴的目的、方法、注意事项及配合要点。

（2）排尿、排便，并清洗局部皮肤。

（3）坐姿舒适、愿意合作。

3. **护士准备** 衣帽整洁，修剪指甲，洗手，戴口罩。

4. **用物准备**

（1）治疗盘内备：长镊子、纱布。

（2）坐浴椅、消毒坐浴盆、坐便垫、热水瓶、水温计、药液（遵医嘱配制）、毛巾、毛毯、无菌纱布、手消毒液、医疗垃圾桶、手消毒液，治疗车，必要时备屏风、换药用物。

5. **环境准备** 调节室温，酌情关闭门窗，必要时床帘或屏风遮挡。

【操作方法】

1. 携用物至患者床旁，核对患者床号、姓名。

2. 遵医嘱配制药液置于浴盆内 1/2 满，调节水温。

3. 置浴盆于坐浴椅上。

4. 用窗帘或屏风遮挡，暴露患处。

5. 熏洗坐浴。

（1）协助患者裤子脱至膝盖部后取坐姿。

（2）嘱患者先用热气熏烯肛门部位。

（3）水温控制在 40～45℃，询问患者有无不适感，如水温不足，应先移开肢体后再加热水，以免烫伤。

（4）水温略降用纱布蘸药液淋洗肛门部皮肤，待适应水温后，坐入浴盆中，持续 5～20 分钟，视患者的承受能力而定。

6. 观察患者熏洗后有无不良反应。

【操作后护理】

1. 坐浴毕，用纱布擦干臀部，协助穿裤，卧床休息，加盖被服，注意保暖，术后患者等待换药治疗。

2. 开窗、拉开床帘或撤去屏风、整理床单，用物处理，洗手、记录（记录坐浴的时间、药液、效果、患者肛门局部状态）。

3. 用物消毒后备用。

【注意事项】

1. 热水坐浴前先排尿、排便，因热水可刺激肛门、会阴部易引起排尿、排便反射。

2. 肛肠病术后熏洗，坐浴盆、溶液及用物必须无菌；坐浴后应用无菌技术处理伤口。

3. 女性患者妊娠后期、产后 2 周内、月经期、阴道出血和盆腔急性炎症不宜坐浴，以免引起交叉感染。如遇月经期需注意使用 OB 卫生棉条，防止交叉感染。

4. 熏洗时，冬季应保暖，夏季宜避风寒，以免感冒加重病情。

5. 严格控制水温，防止烫伤患者。

6.坐浴过程中,注意观察患者面色、脉搏、呼吸;听患者主诉,有异常情况立刻停止。

7.熏洗时,防止地面溅水,以防患者滑倒。

8.肛肠疾病术后创面水肿应缩短熏洗坐浴时间,以免加重水肿症状。

第二节　伤口换药

【概述】

肛肠疾病是临床上的常见病、多发病,手术是主要的治疗方法。手术后伤口的换药作为基本的操作技术,在肛肠疾病的整体治疗中,则占有重要的地位。从术后第一日开始每天进行换药。肛肠手术部位大多为开放式创面,术后排便易造成伤口的污染,因此除去引流及上药包扎、指诊等是不可缺少的治疗措施外,术后的伤口消毒、创腔冲洗这一系列处理方法则构成了肛肠科的换药内容。通过换药,可观察了解肛门局部伤口的变化,消除及减轻一切不利于伤口愈合的因素,促进伤口肉芽组织和上皮组织生长。其目的是最大限度地帮助患者恢复肛门直肠的正常生理功能,减轻伤口的疼痛、坠胀和其他不适感,以促使伤口早日愈合。所以,正确的换药可以缩短伤口愈合的时间,避免术后并发症的形成,对于肛肠疾病的治疗可收到事半功倍的疗效。

伤口换药又称交换敷料,目的是检查伤口、清洁伤口、清除脓液、分泌物及坏死组织和覆盖敷料。对预防和控制伤口感染,促进伤口愈合起着重要作用。

【操作前准备】

1. **环境准备**　换药室应在换药前用空气消毒机消毒，医师要戴好口罩和帽子，清洗双手后戴好手套。由护士或医师自己根据患者的病情准备好换药用品。操作前 30 分钟停止一切清扫工作。

2. **用品准备**　盐水棉球、艾尔碘棉球、雷夫奴尔纱条、凡士林纱条、0.9% 氯化钠注射液、甲硝唑、3% 过氧化氢、一次性使用 20ml 无菌注射器、一次性使用无菌换药镊、一次性使用无菌换药碗、一次性使用无菌止血钳、无菌纱布、脱敏胶布，或根据患者的病情准备好特殊换药用品。

3. **操作者准备**　着装符合要求，戴帽子、口罩，洗手。

4. **患者准备**　换药之前嘱患者排便，如有便秘，可酌情服用通便药物，也可应用开塞露灌肠通便。排便后进行药物的熏洗坐浴（方法见本章的第一节）。换药时患者尽可使肛门部位显露充分，肌肉放松以便操作者利于操作。如在病房换药，则应该用屏风遮挡或让其他人员回避。

5. **心理准备**　尊重患者隐私，让无关人员离场或做好遮挡。向患者说明换药的必要性和可能发生的不适反应，消除其恐惧心理并取得理解支持与合作。

6. **换药体位**　让患者保持适当体位，要求既能很好暴露伤口，又能最大限度满足患者安全、保暖、舒适的需要。通常采取侧卧位、膝胸位等。

【操作方法】

1. 扶持患者摆好舒适的换药体位，注意安全，防止晕倒。

2. 操作者亦可用左手拇指和示指分开肛门，观察伤口情况。

3. 换药时伤口常规消毒，拔除引流条时应缓慢向外牵动，慎防被拉断。取出后如分泌物过多，可更换另一胶片。引流物一般在术后 24～48 小时内取出。取出前若渗出过多，应随时更换湿透的外层敷料。

4. 用 0.9% 氯化钠注射液冲洗伤口，对于有引流皮片、引流管的患者，冲洗残留粪便及分泌物并排净冲洗液。

5. 嘱患者深吸气，做排便动作，遵守外科无菌换药原则，双手执镊，右手镊子接触伤口，左手镊子入换药碗中夹无菌物品，传递给右手镊子，二者不可接触及混用。操作者用右手拿取夹持消毒棉球的无菌镊擦拭消毒创口周围，再夹持生理盐水棉球擦拭清洁创面，轻轻拭净创面上的分泌物。

6. 根据具体情况选用不同药物施敷于创面或创腔，并用凡士林纱条保护伤口外缘，外盖无菌纱布（8～12 层），胶布固定。

7. 如伤口疼痛较重，要调整合适体位，充分暴露伤口，使患者尽可能地做排便动作，使肛门完全处于放松状态。

8. 敷贴引流纱布条时，应填塞覆盖创面或创腔基底部，使肉芽组织从基底部逐渐生长，以预防粘连、假愈合。

9. 创面肉芽组织生长过快，高出皮面，可用硝酸银液腐蚀肉芽，也可直接用剪刀剪平创面。

10. 创缘水肿时，可用高渗盐水、硫酸镁纱条湿敷，或用中药消肿之剂坐浴熏洗，必要时剪除水肿的创缘。

11. 创面凹陷，创缘老化翻卷应及时予以修剪。

12. 创面周围发红、潮湿、糜烂，有湿疹发生时，可暴露创面，并用湿疹散、滑石粉等涂抹于创面周围。

13. 创面愈合迟缓，可用生肌散等药物换药。

【操作后护理】

1. **换药护理**　肛门是机体消化道排秽物的出口，由于肛门括约肌形成皱褶的解剖结构，为细菌提供了隐蔽场所。当患者机体抵抗力下降或护理不当时易出现感染，所以伤口换药非常关键。换药一般在便后进行，先用温水清洁肛门，然后进行药物的熏洗坐浴。便后坐浴有利于清洁肛门，促进创面愈合，局部换药每日 1 次，换药时注意观察局部创面颜色变化、分泌物多少及引流是否通畅。用 0.5% 聚维酮碘棉球反复消毒创面，若脓液较深，可采用常规消毒后再用甲硝唑注射液冲洗脓腔，然后将凡士林油纱条嵌入创面基底部及脓腔最深处，防止假性愈合。要求动作轻柔，边换药边与患者交谈，转移其注意力，以此达到减轻患者疼痛的目的。

2. **心理护理**　由于术后每日换药、排便等引起的疼痛易导致患者烦躁不安、心情差，个别患者还担心切口愈合不好，达不到预期效果。故医护人员在做好各项治疗护理时，可与患者聊天，认真倾听患者诉说，了解患者对疾病的感知，向患者介绍对其所采取的治疗和护理措施，消除患者的孤寂感，使患者增强战胜疾病的信心，积极乐观地配合各项治疗护理工作。

3. **疼痛护理**

（1）促进舒适：帮助患者选择正确的姿势，舒适整洁的床单，良好的采光和通风效果，适宜的室内温度等都是促进舒适的必要条件。创造舒适的环境，避免强光、噪声等环境因素诱发或加重疼痛，医务人员讲话声音小，动作轻柔，尽量避免医疗器械，使房间声响保持在 35dB 以下。

（2）放松疗法：护理人员可教患者一些缓解疼痛的方法，如听音乐、缓节律呼吸法，有助于机体放松、肌张力减小，以减轻疼痛。

（3）音乐疗法：音乐疗法是通过向患者播放适合的音乐，帮助患者达到心理、生理和情绪的和谐统一的一种自然疗法。

【注意事项】

1. 树立严格的无菌观念，操作过程中严格执行手卫生。

2. 肛肠科疾病不同于普通的外科换药，尊重患者隐私，让无关人员离场或做好遮挡。

3. 操作娴熟，保护健康组织。

4. 注意引流装置固定的部位，并低位放置，不引起患者的疼痛及活动等不适，保持引流通畅。

5. 凡属高度传染性伤口，如破伤风、炭疽、气性坏疽的伤口，应严格执行隔离制度，伤口换药由专人负责，用过的器械要单独灭菌，用过的敷料要马上焚烧，工作人员要刷洗双手并浸泡消毒。

6. 术后前期伤口环境比较湿润，敷料可以多用几层，后期伤口的生长主要是角质的生长，此时伤口环境相对干燥，所以敷料在起到隔离作用的前提下尽可能的薄。

7. 伤口换药严防假性愈合的发生。

8. 女性患者尽量避开经期手术，如遇月经期需注意使用 OB 卫生棉条，防止交叉感染。

9. 杜绝"三猛"的错误操作。"三猛"是指"猛擦、猛捅、猛塞"。"三猛"可使伤势加重而经久不愈，并可增加患者的不适感，在临床换药中应予杜绝。

（1）猛擦：不仅指擦洗时用力过大，也指擦拭遍数过多。猛擦不仅会损坏新生的组织，且增加患者的痛苦，使患者对换药产生厌恶感；同时，因过大刺激，易使肉芽组织产生水肿。因此，清洁伤口时动作须很轻，即使创面清洁，又不致新生组织受损。

（2）猛捅：是指处理伤口时往肛内或伤口，用力过大或次数过多地擦捅，刺激及损伤伤口内新生组织，甚至流出鲜血。因此，在换药时应充分暴露创面，不能往肛内乱擦捅，要顺应患者肛门舒缩规律轻柔地探入使药物到达创面。对肛裂、肛瘘术后通畅创面时，需沿创底，与切口平行探入。当遇到肿胀有阻力时，可先避开切口有肛门探入，再将探针压制创底，由内而外抽出即可。

（3）猛塞：指填充创腔时太深太紧，导致引流不畅、循环受阻以防碍伤口自底部向上生长。因此，填充物到达创底应自然填入，不松不紧为宜。不能用力猛填猛塞，甚至硬撑使伤口变形，造成人为损伤。

第三节　保留灌肠

【概述】

灌肠法是将一定量的溶液或药物经肛门灌入到直肠或结肠内，以帮助患者排出粪便和积存的气体，清洁肠道，为检查、手术作准备，或药物通过直肠黏膜吸收达到治疗疾病的目的。根据灌肠的目的不同可分为保留灌肠和不保留灌肠。

【适应证】

1. 各种原因引起的便秘及肠积气，结肠、直肠疾病检查及大手术前准备、高热降温、分娩前准备。

2. 老年虚弱患者及孕妇便秘、腹部及盆腔术后肠胀气、盆腔残余脓肿、门静脉高压出血（禁用肥皂水）、老年体弱或其他疾病所致肛门括约肌丧失功能患者，可用带气囊肛管。

3. 结肠、直肠疾病检查，造影及肠道手术前准备。

4. 结肠炎、阿米巴痢疾、慢性菌痢等。

【禁忌证】

对于妊娠、不明原因的急腹症、消化道出血、肠癌、严重心血管病均禁用保留灌肠。凡肛门、直肠、结肠等手术后，大便失禁患者，不宜做保留灌肠。

【操作前准备】

1. **心理护理**　灌肠前要耐心地向患者讲解保留灌肠的目的、方法和注意事项，解除患者的紧张和焦虑情绪，增强治疗信心，以良好的心态积极配合治疗和护理。操作中应准备好便盆、卫生纸等必备用品，床上铺中单以防灌肠液外溅时急用。

2. *评估患者并解释*

（1）评估：患者的年龄、病情、临床诊断、意识状态、心理状况、排便情况、理解配合能力。

（2）解释：向患者及家属解释保留灌肠的目的、操作程序和配合要点。

3. **患者准备**　了解保留灌肠的目的、过程和注意事项，排尽大小便，配合操作。

4. **护士准备**　衣帽整洁，修剪指甲，洗手，戴口罩。

5. **用物准备**

（1）治疗车上层：注洗器、治疗碗（内盛遵医嘱备的灌肠液）、肛管（20号以下）、温开水5～10ml、止血钳、润滑剂、棉签、手套、弯盘、卫生纸、橡胶或塑料单、治疗巾、小垫枕、手消毒液。

（2）治疗车下层：便盆和便盆巾，生活垃圾桶、医用垃圾桶。

（3）其他：常用溶液、药物及剂量遵医嘱准备，灌肠溶液量不超过200ml，溶液温度38℃。①镇静、催眠：用10%水合氯醛，剂量按医嘱准备；②抗肠道感染：用2%小檗碱，0.5%～1%新霉素或其他抗生素溶液。

6. **环境准备**　酌情关闭门窗，屏风遮挡患者。保持合适的室温。光线充足或有足够的照明。

【操作方法】

1. **核对、解释**　携带用物至患者床旁，核对患者床号、姓名及灌肠溶液，再次解释。

2. **体位准备**　根据病情选择不同的卧位。

3. **抬高臀部**　将小垫枕、橡胶单和治疗巾垫于臀下，使臀部抬高约10cm。

4. **插管**　戴手套，润滑肛管前段，排气后轻轻插入肛门15～20cm，缓慢注入药液。

5. 药液注入完毕，再注入温开水5～10ml，抬高肛管尾端，使管内溶液全部注完，拔出肛管，擦净肛门，取下手套，消毒双手，嘱患者尽量保留药液在 1 小时以上。

6. 灌肠前应将药液摇匀。保留灌肠以晚上睡眠前灌肠为宜，因为此时活动减少，药液易于保留吸收。

7. 操作前先了解患者的病变部位，掌握灌肠的卧位和肛管插入深度，一般视病情而定。如慢性痢疾，病变多在直肠和乙状结肠，宜采取左侧卧位，插入的深度以 15 ～ 20cm 为宜，溃疡性结肠炎病变多在乙状结肠或降结肠，插入深度应达 18 ～ 25cm，阿米巴痢疾病变多在回盲部，应采取右侧卧位以提高疗效。

8. 慢性肠道疾病患者应在晚间睡前灌入，灌肠后药液保留时间越长越好，并减少活动。

9. 减轻肛门刺激，宜选用小号肛管，压力宜低，药量宜小；为促进药物吸收，插入不能太浅，操作前须嘱排空大便，必要时先做不保留灌肠。

10. 灌肠液应温度适宜，可根据药性、年龄及季节作适当调整。

11. 灌肠的速度太快，肠腔快速充盈，直肠压力增高，即引起排便反射；若速度太慢，加温后的药液温度难以维持，注意灌肠速度的控制。

12. 抬高臀部防止药液溢出。

13. 保留灌肠前行清洁灌肠，可以使肠腔在清洁状态下直接与药物接触，增加吸收面积，提高药物的吸收率。使药液被充分吸收，达到治疗目的。

【操作后护理】

1. 整理床单，清理用物。

2. 洗手并做好记录。

3. 注意观察患者反应。

（1）记录灌肠时间，灌肠液的种类、量，患者的反应。

（2）灌肠筒、肛管用后应消毒灭菌。肛管尽量采用一次性用品。用后按《消毒技术规范》要求处理。

【注意事项】

1. 插管前要认真检查患者有无痔、肛裂等，插管动作要轻柔，以免损伤肠黏膜，增加患者痛苦。

2. 插管时若遇到阻力或流速不畅，可能肛管被粪块堵塞或肛管紧靠肠黏膜之故，移动肛管或挤压橡皮管阻力可消失。

3. 若患者感到腹胀，或有便意，可告知患者是正常现象，嘱患者张口深慢呼吸，放松腹肌减轻腹压。

4. 保留灌肠前嘱患者排便，肠道排空有利于药液吸收。了解灌肠目的和病变部位，以确定患者的卧位和插入肛管的深度。

5. 保留灌肠时，应选择稍细的肛管并且插入要深，液量不宜过多，压力要低，灌入速度宜慢，以减少刺激，使灌入的药液能保留较长时间，利于肠黏膜吸收。

6. 肛门、直肠、结肠手术的患者及大便失禁的患者，不宜做保留灌肠。

（张　蕉　聂　敏）

参考文献

［1］　李春雨，汪建平 . 肛肠外科手术学 . 北京：人民卫生出版社，2015：182-183.

［2］　李春雨 . 肛肠病学 . 北京：高等教育出版社，2013：63

［3］ 李春雨，张有生．实用肛门手术学．沈阳：辽宁科技出版社，2005：93-94.

［4］ 张有生，李春雨．实用肛肠外科学．北京：人民军医出版社，2009：94-95.

［5］ 聂敏，李春雨．护理干预对肛周脓肿合并糖尿病手术前后治疗效果的影响．结直肠肛门外科杂志，2015，21(1):65-66.

［6］ 尤小贵，叶向红．重症急性胰腺炎术后双套管负压引流的护理．中华现代护理杂志，2009，15(7):659-660.

［7］ 谷寅煜，王莉云，陈立新．双套管负压引流术对胃肠术后患者腹腔感染的疗效与护理干预．世界华人消化志，2014(29):4510-4513.

第 **10** 章 肛肠科物理疗法

物理疗法也称仪器治疗，即利用声、光、电、热、磁等物理学效应治疗肛肠科疾病的方法。不论何种治疗仪器，都要由专科医师操作和使用专科护士专业护理，才能发挥作用，取得疗效。

第一节 医用臭氧治疗仪

医用臭氧治疗仪是利用高纯度、高浓度的臭氧气（水）对细菌、霉菌、病毒等有害微生物进行氧化杀灭的一种新型绿色的临床治疗方法。具有广谱、高效、快速灭菌、肛肠冲洗及自动烘干等优点，同时具备医用红光照射功能，能有效促进伤口愈合（图 10-1）。

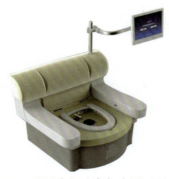

图 10-1 医用臭氧治疗仪（ST-30LG 型）

【操作方法】

1. 设备开机运行后，患者只需根据系统语音提示坐在设备上即可（设备专有恒温坐垫，保证舒适，坐垫上套有一次性坐垫膜，全自动更换，避免交叉感染），设备能自动识别并开始进行治疗。

2. 设备开始自动喷臭氧水（水温恒定 33℃左右，保证舒适）清洗患者患处，时长一般设置 5 分钟左右。

3. 臭氧水清洗完成后，设备开始对自动产生臭氧雾（超声雾化臭氧水），对患者进行雾化治疗，时长一般设置 3 分钟左右。

4. 雾化治疗结束后，再开始进行红光照射治疗，一般时长设置 5 分钟。

5. 红光照射完成后，设备将自动喷水清洗患处，清洗后自动暖风烘干，同时设备自动回收治疗后剩余臭氧气防止污染，整个治疗过程结束。

【护理措施】

1. 治疗前护理

（1）告知患者使用臭氧治疗仪的目的及注意事项（孕妇、过敏体质者、女性月经期间等情况禁止臭氧治疗），解除患者顾虑，取得配合。

（2）操作准备：该设备是新型高科技全自动设备，操作简便，治疗全过程全自动化，能自动更换坐垫，自动识别患者是否坐下，操作者只需根据患者伤口情况设置一下系统运行方式即可。

2. 治疗后护理

（1）观察伤口情况，包括伤口创面的清洁度、有无红肿、刺痛及伤口愈合的情况。

（2）观察镇痛效果臭氧能提高红细胞谷胱过氧化酶和葡萄糖 6- 磷酸胱氢酶的活性，增强脂质性氧化反应，刺激脑啡呔等物质的释放，灭活血液内的致痛 P 物质，从而达到镇痛的效果。

第二节　激光坐浴机

激光坐浴机独创激光照射疗法、传统盆式温热坐浴、中医特色药物三大要素，集药物坐浴、激光照射、温热清洗、气泡按摩、热风风干五大功能于一体的坐浴熏洗机（图 10-2），为盆底疾病的治疗和肛肠术后康复提供了一种有效的方法，持续为医院和患者创造最大的综合效益。操作简单一键启动全程自动，或者完全可以独自操作完成。具有安全、有效、方便、舒适等优点。

【原理】

激光坐浴机的机制是应用激光的生物刺激作用，结合热水坐浴，气泡按摩共同作用于人体病变组织和经络穴位，进而促进血液循环和代谢，改善机体免疫功能，达到消炎、镇痛、加速病变部位受损组织的修复，加速愈合的目的。

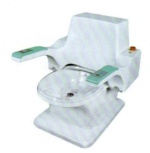

图 10-2　激光坐浴机（KX2000A 型）

【适应证】

1.内痔、外痔、混合痔、肛裂、肛瘘、肛门湿疹、肛门瘙痒等常见肛肠疾病。

2.盆底疾病的治疗和肛肠术后康复。

【禁忌证】

1.女性患者月经期、妊娠后期、产后2周内、阴道出血和盆腔急性炎症者。

2.不适于儿童、危重患者、瘫痪患者，有急性炎症者禁用。

【操作方法】

1.**组成** 激光坐浴机由坐椅（孔状凹陷）、扶手、理疗头（非接触式）、水加热器、气泡发生器、气泡管接口、排水口、半导体激光器、热风机、坐浴机操作开关及电脑控制电路组成。

2.**坐浴方法** 每日便后、换药前及睡前进行激光坐浴，加入中药洗剂后，打开操作开关，激光坐浴机同时进行水加热、激光照射理疗、气泡按摩、中药液坐浴，达到设定的坐浴时间后则自动排水并进行烘干。将一次性软塑料坐浴盆套在坐椅的孔状凹陷上，倒入60～120ml中药液，加入1000～1500ml温开水，协助患者揭开伤口敷料后坐在坐椅上，肛门伤口没入药液内，设定温度为42℃，自动清洗时间为10min，打开激光坐浴机，由机器自动恒温清洗，清洗完毕，激光坐浴机自动排水，然后热风吹干2分钟，坐浴后换药，每日2次。

【护理措施】

1.**心理护理** 肛肠的局部解剖结构十分复杂，血供及神经分布丰富。无论在生理上、心理上还是功能上都是十分敏感的区域。因此，术后易导致创面出血、水肿、疼痛及切口延迟愈合。重视心理护理，帮助患者消除畏惧、紧张心理，向患者介绍同种病例治愈情况，使患者树立治疗疾病的信心，配合治疗和护理。

2. **健康教育**　激光坐浴机是集激光理疗、中药坐浴、气泡按摩、保温、自动清洗为一体的坐浴理疗仪。重点向患者介绍激光坐浴机的功能、原理及特点，与其他熏洗仪不同。激光坐浴机借助热水坐浴、气泡按摩及有效恒温药物共同作用于盆底病变组织和经络穴位，改善盆腔血液循环，抑制或杀灭致病微生物，具有较好的抗菌消炎作用。能解除盆底肌肉及血管痉挛，从而达到强化镇痛的效应。热风干燥功能，使创面出血处迅速凝固结痂，痂皮封闭创口而达到止血的目的。

3. **饮食护理**　鼓励患者多饮水，饮食宜清淡、细软、富含营养的易消化食物，多食蔬菜水果，如芹菜、菠菜、香蕉、苹果、黑木耳等，忌食辛辣刺激性食物及烟酒，保持大便通畅，防止便秘。

4. **排尿护理**　指导患者正确的排尿方法，鼓励其自然排尿；下腹部膀胱区热敷或按摩；上厕所让其听流水声，以诱导排尿；也可针灸或肌注新斯的明 1mg，缓解尿道括约肌的痉挛。必要时，膀胱充盈明显者需行导尿术。

5. **排便护理**　手术当日不宜排便，以防出血，次日可适当活动，促进肠蠕动以利排便。蹲厕不可过频过久，不可过分用力，防止腹压增加而引起肛门水肿或创口出血。保持肛门处清洁、干燥，每次便后清洗创口并常规用中药熏洗坐浴，及时更换敷料。便秘时可口服蜂蜜水或遵医嘱口服番泻叶、麻仁软胶囊等缓泻剂。

6. **适当活动**　出院后注意适当活动，勿久站久蹲。指导患者做提肛运动，每次 30 下，每日 2 次，可加强肛门直肠肌肉收缩能力。

【注意事项】

1. 熏洗前为患者测量体温、脉搏、血压，嘱其排空大小便，并清洁外阴及肛门，以提高药效。

2. 保持适宜的坐浴水温，防止水温太低患者感觉不适，或水温太高烫伤皮肤。

3. 熏洗一般在手术后次日排便后即可进行，每次坐浴时间不可太长，避免引起虚脱和大出血，必要时坐浴前饮服含糖量高的果汁或食品，并设专人守候，以便发现异常情况及时处理。为增强坐浴效果，防止蒸汽散失，坐浴时可用浴巾围臀。

4. 在熏洗过程中，注意观察患者面色和脉搏，如患者主诉乏力、眩晕，应立即停止熏洗，嘱其休息。注意患者安全，因为热疗法有镇静、催眠作用，要防止患者跌倒，特别是年龄较大的患者尤应注意。

5. 每次坐浴完毕用洁净、柔软毛巾擦干患部，并用消毒纱块覆盖。对年老体弱、心脑血管疾病患者应协助擦洗，擦洗动作应轻柔，并搀扶回房休息。熏洗坐浴盆应进行消毒或灭菌处理，避免院内感染。

6. 对会阴部有伤口者，熏洗后按无菌换药方法进行处理。

第三节　HCPT 微创技术

高频电容场痔疮治疗技术（HCPT）是应用肛肠综合治疗

仪（图 10-3），利用高频电容式电场产热原理，对痔疮进行治疗的一种疗法。由于疗效显著，HCPT 微创技术疗法现已成为一种可靠的成熟技术，具有操作简单、治疗时间短、治疗结束自动报警、不炭化正常组织、血管闭合好、术中术后不出血、病人痛苦小、便于门诊手术等优点。

【原理】

利用高频电容场产热原理，对仪器的振荡频率、输出功率、治疗电极的设计以及测试计算出痔组织在该仪器下的电解常数和电导率，得到仪器、电极、组织三者最佳匹配。使治疗在最短时间内达到治疗部位组织，使之坏死、干结，继而脱落，得到满意的结果。

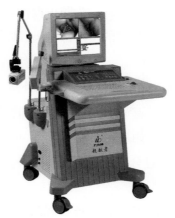

图 10-3　ZZ 型肛肠综合治疗仪

【适应证】

各期内痔、外痔、混合痔、肛裂、低位肛瘘、肛周脓肿、直肠息肉、肛乳头肥大、肛乳头瘤、肛门尖锐湿疣等各种肛肠疾病。

【禁忌证】

1. 合并有心、脑血管疾病，血液病、糖尿病及肛肠病较为严重者。

2. 内痔伴有严重肺结核、高血压、肝脏、肾脏疾病者。

3. 临产期孕妇。

【操作方法】

1. **内痔的治疗**　用肛门镜暴露内痔，操作者左手持血管钳，提起内痔组织，右手持 HCPT 电极钳，钳夹痔疮基底部，钳夹时不宜过紧，手上有阻力感即可开机治疗，对于较大痔核，可在不同平面钳夹直到痔组织夹扁干结，无需切除干结组织让其自然脱落。治疗完成后注射长效麻药，为防止损伤或损伤后水肿波及至齿线下引起术后疼痛，最好的治疗部位齿线以下相应处注射适量长效麻药。

2. **外痔的治疗**　如单纯性结缔组织外痔，治疗较简单，特别是痔基底部范围较小者，可以在痔基底部直接注射长效麻药后，钳夹并切除远端部分。如基底部较广泛的，可进行局部皮肤切开，并钝性分离后钳夹，过分广泛者可横着钳夹，然后创面周围浸润注射长效麻醉。

炎性外痔，多为血栓性炎性外痔局部麻醉下切开去除血栓，并将多余的皮肤切除，防止再次形成血栓。

3. **混合痔的治疗**　在松弛麻醉后，先进行内痔的治疗，后进行外痔治疗。内痔均采用纵形钳夹，钳夹时与单纯内痔治疗同样。外痔治疗根据具体情况选择治疗方法。如多个混合痔者，应注意保留皮桥，遇到基底部广泛者，外痔部分横着钳夹，防止创面过大，愈合过长。

【护理措施】

（一）术前护理

1. **心理护理**　患者术前的心理变化主要是恐惧和忧虑，恐惧的是术中疼痛和发生意外，忧患的是疗效能否满意，针对这一心理特点，术前配合医师多与患者沟通，向其介绍既往若干例的治疗效果，并有针对性地提供典型病例，让其自己联系了解（注意保护患者隐私），增加直观感受，以消除患者的恐惧、忧虑感，增强战胜疾病的信心。

2. **健康教育**　向患者介绍肛肠治疗仪的功能特点，重点介绍与激光、注射硬化剂、传统手术等其他治疗痔疮方法的不同点。其治疗方法独特，疗效确切，安全性高，患者痛苦小，出血少，不复发，近期并发症极少，尚无远期并发症。住院周期 3 日以内，也可以门诊治疗，费用低廉。一次性治愈高达 98.7% 以上。通过上述介绍，增加患者对手术方法的了解和对手术医生的信任度。

3. **做好术前相关准备**　了解患者既往史，如有无药物过敏史和糖尿病、高血压、心脏病等病史，分析有无手术禁忌证。常规血化验，心电图，胸片，肝胆彩超等。

（二）术后护理

1. **心理护理**　术后患者返回病房后，会意识到自己已顺利度过手术关，这时往往会迫切地想知道手术效果。由于术后手术部位的轻微疼痛和坠胀不适，容易产生焦虑不安。因此，术后需多看望患者，用亲切温暖的语言进行安慰和鼓励，告知其手术进行得很顺利，预后良好，使其打消顾虑，愉快地开始接受术后的康复治疗。

2. **饮食护理** 嘱患者多饮水，多食清淡、富含纤维素饮食。以助大便软化、通畅，绝不能因担心排便而有意少进食、不进食。禁食辣椒和酒，嗜烟者力劝戒烟，有便秘习惯者酌情给予口服缓泻药。

3. **疼痛护理**

（1）稳定患者情绪，做好心理护理。

（2）转移注意力：深呼吸、看电视节目、听音乐等。

（3）合理使用长效局部麻醉药：手术完毕在肛门周围及内痔创面周围均匀注射长效麻醉药，亚甲蓝与布比卡因注射液按1：4配成长效麻醉药。

（4）术后减少下蹲排便动作也能减轻术后疼痛。

4. **伤口的观察与护理** 术后24小时内定时观察创面情况，主要了解出血情况，创面早期给予换药，在出院前耐心指导患者，每次便后和晚上临睡前用1：1000新洁尔灭温水溶液清洗会阴部，并以马应龙痔疮栓塞肛，创面外涂京万红软膏，而后用消毒卫生巾保护会阴部。一般连续7～10天即可。对疼痛敏感者，可在术后72小时内，予每日2次，每次1粒吲哚美辛栓直肠用药镇痛。

5. **主要并发症及护理**

（1）创面出血：告知患者由于痔核在坏死脱落后创面尚未完全愈合，大便时会有少量出血，有的表现为滴血或手纸带血，只要在大便完毕站立时不出血均为正常，一般10天左右消失。若便后站立仍有出血，则及时向医师报告，以便做相应处理。

（2）发热：吸收热一般出现于 3 天内，有极少数患者使用局部长效局部麻醉药后会有低热，持续 6 ~ 12 小时，均不超过 38℃。嘱患者多饮开水即可，无需特别处理。

（3）肛缘水肿：有部分患者（多见于肌肉皮肤松弛及环状痔患者）术后创面会有不同程度水肿，应告知患者这是组织创伤后的反应，正常情况下 1 周内会逐渐消退；要求患者尽量避免下蹲动作，24 小时内多卧床休息；对已经发生严重水肿的患者应尽量多卧床休息，48 小时后用热水袋局部热敷，或者微波照射治疗。

（4）肛门狭窄：①在治疗技术上应设计好，保留皮桥；②观察排便情况，不宜使大便过稀，保持大便成形；③做好饮食护理，禁食辛辣刺激性食物，多食粗纤维食物，便秘者口服麻仁丸等。

（李春雨　聂　敏）

参考文献

［1］ 李春雨，汪建平.肛肠外科手术学.北京：人民卫生出版社，2015：888-890.

［2］ 李春雨.肛肠病学.北京：高等教育出版社，2013，66-67.

［3］ 农玉梅，宁余音，李莉，等.肛门疾病患者术后激光坐浴机中药坐浴的效果观察.护理学报，2014，21（10）：72-73.

［4］ 陈少玲，贺敬波，蔡军红，等.肛肠病术后中药熏洗坐浴疗效观察.护理研究杂志，2006，20（7）:1827-1828.

第一节　肛肠疾病的治疗误区

一、不要轻信街头广告

肛肠病治疗是一门严谨的医学科学，而不是儿戏。目前，有些小医院、小诊所为了追求经济效益，扩大宣传，招摇撞骗，导致很多患者轻信广告而延误了治疗。一些有关治疗肛肠病的虚假广告铺天盖地，令人目不暇接，都说自己的是家传秘方，方法一个比一个简单，疗效一个比一个神奇，"微创无痛苦，根治不复发""手术无痛、一秒完成、随治随走""无需开刀、杜绝复发"等。电视、广播、报纸、网络甚至公共厕所、公交车、电线杆，铺天盖地的广告让不少患者无法辨别真假。其实十有八九都是骗人的，那些所谓的"肛肠专家、名医"，从身份上看没有资质，从条件上看没有必需的设备，从技术上看治疗方法原始陈旧，很多所谓的祖传秘方，已是目前临床上淘汰的方法。"无任何痛苦"更是一种"障眼法"，就在手术"实施切割"的那一刻，才知道医生所谓的"无痛"其实是"嗷嗷大叫"。这些"手术无痛""一针见效"明显是缺乏科学依据的虚假宣传，但还是有不少人相信，这的确令人深思。因此，作为患者，一定要尊重科学，提高自我保护意识，不要相信虚假的宣传，最好到国家正规医院检查，由专科医师做出诊治，以免误诊误治。不要过于追求什么所谓的"不住院、不开刀、随治随走、永不复发"，不合理的治疗，可能造成大出血、肛门狭窄、肛门失禁等严重并发症、后遗症，甚至导致死亡。

二、走出结肠炎治疗误区

　　结肠炎、直肠炎是危害人们身心健康的常见病、多发病，种类繁多、病因复杂，大体上可分为感染性和非感染性两大类，无论哪种类型，引起的临床症状极为相似，多数表现为腹痛、腹泻、便秘、黏液或黏液脓血便、直肠出血或某些周身症状。结肠炎、直肠炎患者的预后大不相同，轻者经积极的治疗后可以痊愈，重者若不经及时治疗，可危及生命。在治疗过程中，结肠炎、直肠炎的患者常出现种种疑惑，有的患者甚至走入了结肠炎、直肠炎治疗的误区。

　　1. 滥用止泻药　有些患者发生腹泻后，马上就使用缓泻药，这种做法是不科学的。因为发病初期，腹泻能将体内的致病菌与它们所产生的毒素和进入胃肠道的有害物质排出体外，减少对人体的毒害作用。此时如果使用缓泻药，无疑是闭门留寇。当然，如腹泻频繁，持续时间长且出现脱水症状者，在全身应用抗生素和纠正水电解质紊乱的前提下，可酌情使用缓泻药。

　　2. 滥用镇痛药　部分腹泻患者常用 654-2、颠茄片等来止腹痛，其实这种做法是不妥的。使用镇痛药可能会掩盖或加重病情，如果是患有青光眼的老年人，还可诱发或加重青光眼。对于轻度腹痛者，可用热水袋热敷腹部来缓解腹痛，重度腹痛者应在医生的指导下使用镇痛药。

3. **滥用抗生素**　许多患者一有腹泻,不管三七二十一,就使用复方新诺明或诺氟沙星等抗生素。其实这种做法是不对的。因腹泻有感染性和非感染性两类,非感染性腹泻可由饮食不当、食物过敏、生活规律的改变、气候突变等原因引起,此类腹泻使用抗生素治疗是无效的,而应当服用一些助消化药或采用饮食疗法等。即便是感染性腹泻(多由大肠埃希菌、痢疾杆菌、铜绿假单胞菌及变形杆菌等引起),在选用抗生素时,也要先明确致病菌种类,再选用细菌最敏感的抗生素治疗,切不可滥用抗生素。

4. **滥用激素**　俗话说,有病乱投医。溃疡性结肠炎的病程长,时好时犯,患者往往有这样的体会,一种药物在最初使用的一段时间里,病情得到控制,疗效明显,随着用药时间的延长,疗效越来越差,于是有的患者到处寻求治疗结肠炎的有效药物,这就为无孔不入的江湖游医施展骗术创造了时机,这些包治百病的江湖游医会向患者推荐"一用就灵"的治疗结肠炎的特效药,这些所谓的特效药的主要成分实际是激素类、吗啡类制剂,一经使用会使溃疡性结肠炎患者的腹痛、腹泻、黏液脓血便的症状暂时缓解,造成用药后明显见效的假象,迷惑了一些患者,殊不知这样做为疾病的预后和转归埋下了隐患。滥用激素常导致溃疡性结肠炎的复发和加重激素依赖型结肠炎。有的溃疡性结肠炎患者轻信江湖游医的所谓灵丹妙药,拿自己的生命和健康开玩笑,付出了沉重的代价。

5. **频繁换药**　一些腹泻患者治病心切,用药 1～2 日后不见好转,就急于更换其他药品。其实,任何药物发挥作用都需要一个过程，如果不按规定的疗程用药，当然达不到效果。再则，频繁更换抗生素，易使机体产生耐药性，反而造成不良后果。因此，要按规定的疗程用药，不可随意频繁换药。

6.过早停药　少数腹泻患者常依症状服药，即腹泻重时多服药，腹泻轻时少服药，稍有好转就停药。这样做很容易造成治疗不彻底而使腹泻复发，或转为慢性腹泻，给治疗带来很多困难。即使患者自我感觉良好，也仍然有复发的可能。要巩固溃疡性结肠炎的治疗效果，家庭中的康复治疗就显得尤为重要，溃疡性结肠炎患者的家庭成员应经常督促患者按时服药，切不可中途停药。

7.忽视综合治疗　有些结肠炎、直肠炎的治疗，只重视药物治疗，忽视营养补充和心理调适。绝不是单靠药物治疗就能解决的，中、重度溃疡性结肠炎常有贫血和低蛋白血症，此时采取禁食、静脉高营养的方法补充氨基酸、脂肪乳、多种维生素对患者是至关重要的。一方面，能使患者的消化道得到暂时的休息，有利于病情的缓解；另一方面，补充营养素和维生素增强了患者机体的抗病能力。病情好转后，患者在平时仍要注意多进食富含营养的少渣饮食。溃疡性结肠炎的复发与加重常与精神、心理因素有关，溃疡性结肠炎缓解期的患者应远离麻将桌、通宵娱乐厅等，避免精神刺激，减轻心理压力，在药物治疗的同时，注重营养补充和心理调适，对稳定病情、预防复发具有重要的意义。

8.不愿手术治疗　有些患者宁肯饱受疾病折磨，也不愿接受手术治疗。结肠炎还需要手术治疗吗？答案是肯定的。当溃疡性结肠炎的患者并发癌变、肠穿孔、大量便血、肠狭窄、中毒性巨结肠时应手术治疗。另外，年龄 50 岁以下，长期反复发作、迁延不愈、经过严格系统的内科治疗仍得不到控制，已经严重影响工作、学习和生活质量的溃疡性结肠炎患者，尤其是青少年患者，应该考虑接受手术治疗，青少年患者的病情若得不到有效控制，会影响生长发育。宁肯饱受疾病折磨，也不愿接受手术治疗，实际上是走入了结肠炎治疗的误区。近年来，治疗重型溃疡性结肠炎的主要手术方式是全结肠切除、回肠肛管吻合术。

综上所述，在结肠炎、直肠炎的治疗过程中，应根据患者的不同病情，采用中西医结合的治疗方法，标本兼治。希望本文能对结肠炎、直肠炎的患者在治疗过程中出现的种种疑惑起到抛砖引玉的作用，走出结肠炎、直肠炎治疗的误区。

三、走出便秘治疗误区

便秘虽不是什么急重症，但长期便秘易并发痔、肛裂等肛肠疾病，而且有高血压、脑血管疾病的老年人，常常因便秘时用力排便而诱发心脑血管意外，甚至猝死。经常听到有人说：便秘是小事，就是大便不通，只要一用泻药就好了。殊不知这就走入了治疗便秘的误区。

1. **缺乏认识**　很多人认为便秘是小病，治不治无所谓。特别是在便秘初期症状较轻的患者身上表现得较为突出。实践证明，便秘的消化道改变是渐进性加重的，便秘的防治宜早不宜晚。

2. **滥用泻药**　有些患者发生便秘后，马上就使用泻药，这种做法是不科学的。把泻药当成良方，出现便秘问题就用番泻叶、果导片、芦荟等含蒽醌类成分的保健品或药物进行治疗。这些药虽效果明显，但长期服用会造成肠黏膜脂褐色素沉着，容易引发结肠黑变病，甚至发生癌变。

3. **轻信广告**　如今打着既美容又能治疗便秘的药物广告铺天盖地。便秘患者，看了广告后，过分相信泻药的功效，如××胶囊、××茶等。一些无良企业只为追逐利润，不顾众生的健康，误导甚至欺骗无辜的众生服用有害的药物，不但便秘症状没有缓解，反而对泻药的依赖量越来越大，使便秘变得越来越难治。

4. **依靠饮食**　便秘的发生与人们不良的饮食习惯虽有很大关系，但是单纯的依靠调整饮食来治疗便秘却是不可取的。其实，饮食调节只能作为专业治疗的辅助性手段，可以暂时缓解便秘，而不会彻底祛除便秘。

5. **频繁换药**　一些便秘患者治病心切，用药 1～2 日后不见好转，就急于更换其他药品。其实，任何药物发挥作用都需要一个过程，如果不按规定的疗程用药，当然达不到效果。再则，频繁更换药品，易使机体产生耐药性，反而造成不良后果。因此，要按规定的疗程用药，不可随意频繁换药。

6. **过早停药**　少数便秘患者常依症状服药，即便秘重时多服药，便秘轻时少服药，稍有好转就停药。这样做很容易造成治疗不彻底而使便秘复发，或转为慢性便秘，给治疗带来很多困难。即使患者自我感觉良好，也仍然有复发的可能。要巩固便秘的治疗效果，家庭中的康复治疗就显得尤为重要，便秘患者的家庭成员应经常督促患者按时服药，切不可中途停药。

7. **忽视综合治疗**　有些便秘的治疗，只重视药物治疗，而忽视饮食结构和心理调适。便秘的复发与加重常与精神、心理因素有关，便秘缓解期的患者应远离麻将桌、通宵娱乐厅等，避免精神刺激，减轻心理压力，在药物治疗的同时，注重饮食结构和心理调适等综合治疗，对稳定病情、预防复发具有重要的意义。

8. **不愿手术治疗** 有些患者宁肯饱受疾病折磨，也不愿接受手术治疗。便秘长期反复发作、迁延不愈、经过严格系统的内科治疗仍得不到控制，已经严重影响工作、学习和生活质量，具有手术的适应证的便秘患者，应该考虑接受手术治疗。

综上所述，在便秘的治疗过程中，应根据患者的不同病情，采用中西医结合的治疗方法，标本兼治，从而达到正确治疗便秘的目的。

四、长期盲目使用泻剂的害处

1. **产生依赖性** 盲目长期使用缓泻药可逐渐使肠道对缓泻药产生耐药性。许多患者觉得开始用药时往往效果很好，干结的大便变软了，大便次数增多了，但停药后则再次出现便秘，且随着时间的推移，药物的作用也逐渐减弱，效果变差。遇到这种情况患者通常用的方法是增大药物剂量。这就是对药物产生依赖的表现。

2. **导致结肠黑变病** 果导片、芦荟、番泻叶等刺激性缓泻药虽然早期效果较好，但长期使用副作用较多，容易导致结肠黑变病，容易癌变，应尽量避免。

3. **营养障碍** 长期使用润滑性泻剂（如液体石蜡）可发生脂溶性维生素吸收障碍。石蜡吸收入血还可能形成全身性肉芽肿，治疗比较困难。少数患者长期使用刺激性缓泻药还会出现一种过敏性肠炎样腹泻，严重时可导致低血钠、低血钾、脱水、低蛋白血症及骨质疏松。

4.**加重病情**　加重某些疾病的病情如不恰当使用高渗性缓泻药有可能诱发充血性心力衰竭，并可使肾功能不全患者产生高血钾、高血镁等危害。某些刺激性泻剂（番泻叶、大黄等）是引起大肠黑变病的原因，它们还含有强力蒽醌，在实验动物身上能诱发肿瘤。

5.**容易误诊**　延误疾病诊断和治疗应当特别提及的是大肠癌诊断的延误。很多此类患者最早出现的症状就是便秘，盲目使用缓泻药会造成严重后果。不仅老年人应提高警惕，由于大肠癌发病有年轻化趋势，年轻人在出现便秘时也应全面检查，不能以泻药敷衍。

五、走出大肠癌治疗误区

1.对癌前病变的预防治疗重视不够。

2.有外科手术指征者放弃手术治疗，延误治疗时机。

3.西医无法治疗的晚期大肠癌患者才寻找中医药进行治疗。

4.认为中医只能缓解症状而不能抗癌，殊不知晚期肿瘤患者应以改善症状、减轻患者痛苦，提高生存率为治疗关键。

5.局部治疗（手术、放疗）后，症状暂时缓解或消失后而放弃有效的综合治疗。

第二节　肛肠疾病的预防

一、如何有效地预防肛肠病的发生

众所周知，肛肠病是一种常见病、多发病，给人们带来诸多不便和很大的痛苦，因此我们必须充分重视肛肠疾病，掌握一些肛肠疾病的自我预防保健知识，从而最大限度地减轻痛苦、提高生活质量。"防病重于治病"，让我们共同努力，做好预防保健工作，免受肛肠疾病困扰。

1. **养成良好的排便习惯**　以每日大便一次为宜。不要久忍大便，避免形成习惯性便秘。在排便时要注意力集中，不要看书、看报、吸烟，排便时间控制在 3～5 分钟以内。

2. **科学合理膳食**　在日常生活中要多食青绿蔬菜、新鲜水果，如芹菜、菠菜、韭菜、马齿苋、丝瓜、黄花菜、苹果、鲜桃、杏、瓜类等。这些食物含纤维素较多，可促进胃肠蠕动，润肠通便。预防肛肠病的食物还有赤小豆、槐花、黑芝麻、肉苁蓉、猪大肠、羊大肠、鳖肉、核桃肉、竹笋、蜂蜜等。不吃或少吃刺激性食物，如辣椒、生姜、烈性酒等，以减少对肛管直肠的刺激。同时，日常饮食中也不宜过多过饱，不宜食生冷及不干净的食物。

3. **克服不良情绪**　焦躁、忧虑、悲伤、沮丧、抑郁等不良情绪也可能会使消化功能减弱，或刺激胃部造成过多的胃酸，其结果也会使胃内气体过多，造成腹胀加剧。

4. **积极防治便秘**　便秘患者平时要多食含纤维素成分较多的蔬菜和水果，荤素搭配，不偏食，多喝水，可适当食用麻油、花生油等植物油或核桃仁、花生米等，多吃香焦、梨、胡萝卜等。

5. **适当变换姿势**　长期从事久坐、久立、久蹲职业的人应经常变换体位，避免长时间处于一种体位。从事站立工作的人，要适当坐卧休息，适当地增加活动，参加工（课）间操。久坐久蹲者，应有意识地增加站立、行走的机会。

6. **养成良好的生活习惯**　吃饭时要细嚼慢咽,防止吞入异物,以免划伤胃肠道和肛管。不要暴饮暴食,不要进食太快或边走边吃等不良习惯。

7. **保持肛门清洁**　保持肛门周围局部的清洁卫生,便后或夜晚临睡觉前清洗肛门部位或坐浴洗净肛门皮肤皱折内的污物,促进肛门局部的血液循环。很多肛肠疾病与肛门清洁卫生有关,肛门部位便后会有多种致病细菌隐藏在肛周皮肤和肛管皮肤的皱褶中,如不及时清洁,会造成感染。

8. **房事不可过度**　因为房事可加重盆底和会阴部的充血,发病时或治疗期间最好暂时控制房事。

9. **经常做提肛运动**　提肛运动也叫"收肛",对痔出血和脱出有减轻症状、预防发作的作用,能促进局部血液循环,减轻疼痛,使排便通畅,所以民间有"肛宜常提"的说法。具体方法:患者自行收缩肛门 5 秒钟,再舒张 5 秒钟,收缩肛门时深吸气,舒张肛门时深呼气,如此反复 5 分钟,每日 3 ～ 5 次。

10. **注意锻炼身体**　每天应该坚持 1 小时左右的适量运动,不仅有助于克服不良情绪,而且可以帮助消化系统维持正常的功能,避免肛肠病的发生。

此外,应调节精神状态,保持乐观情绪,避免抑郁。养成良好的生活规律,劳逸结合,避免过度疲劳、连续熬夜、严重失眠等。休息时应保暖,勿坐卧于潮湿的地方。要坚持运动锻炼,经常运动可流通气血,强壮脏腑,调养精神,舒筋壮骨,增强机体抗病能力。锻炼时要结合自身情况适度运动,量力而行,循序渐进,持之以恒。

二、如何有效地预防痔的发生

痔俗称"痔疮"，虽然不是大病，致病后也不会立即危及生命，但由于大便出血，痔核脱出，发炎肿痛，不仅在精神上和身体上承受痛苦，同时也会影响工作和学习，日久还会导致继发性贫血、肛门松弛，故预防痔的发生就显得比治疗更为重要。应做到"多吃蔬菜别吃辣，多做活动别久坐，大便通顺别秘结，心情舒畅别郁闷。"

1.**营养均衡，合理饮食** 饮食是预防痔、减轻痔的症状、减少痔复发的重要因素。平素多食清淡食物，减少或避免食辛辣刺激性食物，均衡营养、粗细搭配。多吃含粗纤维的食物，多吃新鲜蔬菜水果，如芹菜、萝卜、番茄、菠菜、韭菜、黄花菜及苹果、桃、杏、西瓜等含有丰富纤维素的食品。这些食物可以增加胃肠蠕动，润肠通便，排出肠道的有害物质。少吃大鱼大肉、油炸及熏烤食品，少吃一些辛辣刺激性食物，酒也要尽量少喝，这样可以为机体合理补充水分和增加肠蠕动、防止便秘，可以预防或改善痔症状。应酬较多时应适量增加水果、蔬菜尤其是粗纤维蔬菜的摄入。午餐和晚餐不能吃太干、太饱，应保持每日一次成形软便。另外，对痔有预防作用的食物还有赤小豆、槐花、黑芝麻、肉苁蓉、猪大肠、蜂蜜等。

2.**避免久坐、久站、长期负重远行** 人体长期处于久坐、久站固定体位会影响血液循环，导致痔形成机会增多。如汽车司机、办公室人员、警察、教师、售货员等，应适当更换工作体位，促进局部血液循环。平时可适当体育锻炼，早晨慢跑，晚饭后散步。

3.**防止大便秘结，保持大便通畅** 要多喝开水、多吃梨，多食蔬菜、多吃水果、饮淡茶，多吃富含纤维素的粗杂粮、蜂蜜、黑芝麻、花生米、银耳等富含纤维的食品。便秘者，少吃泻药、少吃辣椒、少饮酒、减少肠道刺激。保持大便通畅，养成一日一次定时大便的习惯。不要过量摄入高蛋白、高热量食物，应酬较多时应适量增加水果、蔬菜尤其是粗纤维蔬菜的摄入量，避免发生便秘等情况，尽量少饮高度酒，减少对肠道的刺激，以免诱发肛肠疾病。一旦发现自己出现肛门疼痛、坠胀、便血、肛门出血等症状时，要及时到医院诊治，不可掉以轻心。

4.避免劳累过度，适当运动　生活要规律，劳逸要结合。聚餐时更要注意身体健康，最好不要打破平时正常的生活和饮食规律，要劳逸结合，有条件者可打太极拳、散步、做工间操和提肛运动及倒立运动。

5.加强肛门功能锻炼　坐位或立位有意识收缩肛门括约肌，加强肛门功能锻炼，每次收缩 3 ～ 5 秒钟，每日早晚做一遍。

6.保持心情愉快、充足睡眠，精神愉快，同时要加强锻炼。

三、如何预防肛裂的发生

便秘是引起肛裂的第一要素，大便通畅是预防肛裂的主要因素。只要我们养成一个良好的生活习惯，多食蔬菜及水果，多饮白开水，多加强体育运动，就能够预防肛裂的发生。

1.保持大便通畅，避免排便时间过长。大便不要努挣排出，要养成每日排便的良好习惯。平日多食新鲜蔬菜、水果和粗纤维食品如菠菜、芹菜、香蕉、苹果、桃、西瓜等。多饮水，少吸烟，少饮酒，少吃或不吃煎炸辛辣食品是预防便秘的有效办法。

2.保持心情舒畅，避免情绪郁闷和动怒或过度紧张，劳累，因为不良情绪和劳累能引起气郁或气躁，郁、燥必然化火。

3. 及时治疗肛隐窝炎，防止感染后形成溃疡及皮下瘘。

4. 妇女月经期应注意卫生，不要参加重体力劳动。妊娠期应多吃水果、蔬菜，防止便秘。生育时要注意保护会阴，不要撕裂会阴及肛门。

5. 在肛门检查如肛门指诊、用肛门镜或其他器械时切忌粗暴用力，以防损伤肛管引起肛裂。

6. 便秘、腹泻也是造成肛裂的非常重要因素，故及时治疗引起肛裂的各种疾病，如克罗恩病、溃疡性大肠炎、消化不良等肠道疾病，防止肛裂发生。

四、如何预防肛周脓肿的发生

1. 保持心情舒畅，避免情绪波动、着急上火，生活要有规律，避免过度疲劳。

2. 保持大便通畅，防止便秘和腹泻，多食蔬菜和水果。

3. 避免久坐、久站。对久坐、久站职业的人，如汽车司机、机关干部、民警等，可适当变换体位，改善局部血液循环。

4. 早期治疗肛门部疾病，如痔、肛裂、直肠炎、肛窦炎，肛门灼热不适，突然肛周肿痛，查明原因，及时治疗。

5. 及时治疗可引起脓肿的慢性疾病，如溃疡性结肠炎、糖尿病、血液病，肠结核等。

6. 保持肛门部卫生清洁，勤换内裤，坚持每日便后清洗肛门。

7. 饮食有节，避免过多食入辛辣、刺激性食物和饮品，如辣椒、白酒等，减少对直肠的不良刺激。

8. 平时积极锻炼身体，增强机体抗病能力。

9. 一旦发生肛周脓肿，应及早到设有肛肠专科的综合性医院诊治，切勿轻信游医或广告宣传而延误治疗。

五、如何预防肛瘘的发生

肛瘘是由肛周脓肿演变而来的，肛周脓肿是由肛窦感染而成的。只要不形成肛周脓肿，就不会有肛瘘的发生，预防肛周脓肿就是预防肛瘘。但肛瘘产生的原因有它自己的特点，肛瘘多是肛周脓肿的后遗症，而肛周脓肿又与肛窦炎和肛腺炎有关。所以，预防的关键是防止肛周感染。必须保持肛周清洁，便后温水坐浴，养成良好的排便习惯，大便要不干不稀，每日 1 ～ 2 次。便干则干粪易擦伤肛窦，造成感染。便稀说明肠道功能有障碍。加强营养，提高机体免疫能力，避免过于疲劳。不要着急上火，对肛窦炎、肛周炎积极抗炎治疗，防止形成肛周脓肿。一旦患有肛周脓肿后要采用根治手术治疗，这样就很少有后遗肛瘘了。

六、如何预防直肠脱垂的发生

预防直肠脱垂主要从以下几个方面着手。

1. 平时应加强体育锻炼，增强体质。体育锻炼可以加强肌肉的力量，特别要注意锻炼腹肌力量，如仰卧起坐；提肛运动，每日做 2 次，每次紧缩、放松肛门 30 下，有增强肛门括约肌功能的作用，对预防直肠脱垂有积极作用。

2. 儿童营养不良、肠炎者要及时治疗，病后体虚、年老体弱者应服用补气升提药物。

3.注意休息，加强营养　老年人疲劳过度，尤其是体力劳动，耗气耗血，还降低机体抵抗力，易导致气血双亏，中气下陷。休息可以恢复体力；加强营养可使气血旺盛，预防中气下陷。

4.调整好排便习惯，不要久蹲厕和过度用力排便。

5.积极治疗可能导致直肠脱垂的一些疾病，如慢性咳嗽、膀胱结石、前列腺肥大、慢性便秘和腹泻等使腹压增加的疾病，避免长期增加腹压。

七、如何预防慢性结肠炎的发生

慢性结肠炎对人体的危害很大，且有癌变的危险，所以需要特别引起人们的注意。平时应以清淡、柔软、易消化、少油腻、富营养为原则，少量多餐，补充多种维生素，勿食生、冷、辛辣食品；戒烟戒酒；劳逸结合，冷暖相宜，消除紧张情绪；适当增加体育锻炼，增强体质。总之，一定要注意日常饮食的合理性及卫生的保持，养成良好的生活习惯。

1.饮食要有规律，一日三餐做到定时定量，不要过分饥饿、不要吃得过饱、不要暴饮暴食。暴饮暴食吃得过饱，容易导致肠胃功能紊乱使本病复发或加重。根据其不同的体质选择不同的食物。宜食少渣、易消化、低脂肪、高蛋白食物，不应吃油炸、油煎、生冷及多纤维食物，可选择容易消化的细挂面、烩面片、馄饨、嫩菜叶、鱼、虾、蛋及豆类制品等，以使肠道得到休息。

2.宜食健脾食品，如山药、扁豆、莲心、百合、红枣。少食冷饮，少食易胀气的食物，如西瓜、哈密瓜、韭菜、洋葱、大蒜、油炸食品、咖啡、碳酸饮料等。

3. 在发作期、缓解期不能进食豆类及豆制品、麦类及面制品，以及大蒜、韭菜、洋山芋、皮蛋、卷心菜、花生、瓜子等易产气食物。因为一旦进食，胃肠道内气体增多，胃肠动力受到影响，即可诱发本病，甚至加剧症状。

4. 注意饮食卫生，不吃生冷、辛辣刺激性、纤维素多的食物及忌吸烟喝酒。生冷食物指生冷瓜果、冷饮、凉馍、冷菜冷饭；辛辣刺激性食物如辣椒、生葱、生姜、生蒜、洋葱等食品，以及韭菜、心里美萝卜、芹菜等多渣食物。进食这些食物及吸烟、喝酒可刺激结肠壁，使肠壁水肿、充血、平滑肌痉挛，引起本病复发或加重本病。

5. 不宜吃过敏性食物。由于人的体质不同，对食物的过敏性感受也不同。牛奶、鸡蛋、蜂蛹、土蚕、未成熟番茄、花生、菠萝、蟹类及一些昆虫食品等都具有致敏作用，有些人吃了这些食物易引起过敏，应引起注意。

6. 不宜吃新鲜瓜果，如西瓜、香瓜、黄瓜、香蕉、桃子、柿子、枇杷、生梨等。但柿子、石榴、苹果都含有鞣酸及果胶成分，均有收敛止泻作用，慢性结肠炎可适量食用。

7. 腹泻时不宜吃多油腻食物，主要指荤油类食物，如肥肉、红烧肉、排骨、肉馅包子、馄饨及鸡鸭炖煮的浓汤等。这些食物都含有动物类脂肪，慢性结肠炎患者食用后，往往会出现排便次数增多的情况，所以也不宜食用。

8. 腹部注意保暖，不宜受凉。即使是夏天天气再热，也要把腹部盖好，不要使腹部着凉，否则肠道遇冷刺激而痉挛引起本病发作或加重。

9. 适当休息，充足睡眠，劳逸结合。在过度劳累情况下，人体免疫功能和抗病能力下降，容易使本病发作或加重。休息对预防结肠炎有良好的作用，充分的休息，可减少精神和体力负担，可避免疾病的发生。

10. 保持心情愉悦，避免生气动怒。精神放松、减少忧虑，避免情绪紧张。保持冷静平和的心态，不宜长期生气、郁闷、恼怒、忧思、上火。因为这些不良的精神刺激，可使迷走神经过度兴奋，刺激肠蠕动增强，肠液分泌过多，使肠黏膜屏障的保护性能下降而造成肠黏膜化脓和出血，形成溃疡性结肠炎。

11. 平常应加强锻炼，增强体质，如打太极拳，以强腰壮肾，增强体质。但运动不能过量，且在运动后不能立即喝水。最好以有氧方式进行运动，提高人体抵抗力和免疫力，从而预防结肠炎的发生。

八、如何预防便秘的发生

1. 多饮开水。每天早晨起床后饮用一杯温白开水，或加入少量食盐的有淡咸味的白开水，每天需饮水 2000～2500ml，可以增加消化道水分，有利于排便。配合腹部按摩或转腰，让水在肠胃振动，加强通便作用。

2. 多吃蔬菜水果。平时要多吃新鲜蔬菜和水果，保持大便通畅。如韭菜、芹菜、菠菜、香蕉、苹果、梨等。要鼓励老年人适量喝水或饮用蜂蜜水、大枣、芝麻和胡桃等，这也有润肺通便的作用。

3. 多吃粗粮。平时多吃粗粮杂粮，是预防便秘的有效方法。由于粗粮中膳食纤维含量较多，膳食纤维吸水性强，可使肠道中的食物增大变软，刺激肠蠕动，有利于粪便排出，防止便秘，如玉米、小米、大麦、小麦皮（米糠）和麦粉等粗粮。此外，根菜类和海藻类中食物纤维较多，如牛蒡、胡萝卜、四季豆、红豆、豌豆、薯类和裙带菜等。

4. 多做运动。能活动的人应尽量做一些运动，比如散步、跑步、打太极拳、练养生功等。不能活动的患者，如瘫痪患者，可试做腹肌收缩和提肛运动，产后妇女，也可尽早做腹肌收缩运动。

5. 养成良好排便习惯。每天晨起或早饭后或睡前按时排大便，到时不管有无便意都要按时去厕所。不要人为地控制排便感。对经常容易发生便秘者一定要注意把大便安排在合理时间，每到时间就去上厕所，养成一个良好的排便习惯。

6. 不可滥用泻药。便秘严重者，可适量服用泻药如大黄或使用开塞露、甘油灌肠等。若长期使用泻药，可造成依赖性，最好请医生帮你找出原因，有针对性地使用泻药。

九、如何预防习惯性便秘的发生

习惯性便秘是由于后天养成的不良习惯造成的。而且一旦养成，又很不容易改变，所以要强调预防为主。

1. 饮食中必须有适量的纤维素，多食富含植物纤维的食品，粮食如麦麸、糙米、玉米面、大豆等，水果如香蕉、苹果等，蔬菜如芹菜、韭菜、豆芽菜、茄子等。

2.每天要吃一定量的蔬菜与水果,早晚空腹吃苹果一个,或每餐前吃香蕉 1～3 个。

3.**饮食结构搭配合理**　主食不要过于精细,要适当吃些粗粮。

4.晨起空腹饮一杯淡盐水或蜂蜜水,配合腹部按摩或转腰,让水在肠胃振动,加强通便作用。全天都应多饮凉开水以助润肠通便。

5.**适当进行体育锻炼**　如仰卧屈腿、深蹲起立、跑步、骑自行车等都能加强腹部的运动,促进胃肠蠕动,有助于促进排便。每晚睡前,按摩腹部,养成定时排便的习惯。

6.**保持良好的心态**　性格要开朗,心情要舒畅,生活要规律,要避免紧张、忧郁、焦虑、多愁善感、悲观失望、喜怒无常等不良情绪。

十、如何预防老年人便秘

便秘不仅给老年人带来许多痛苦,对于患有高血压、冠心病、脑动脉硬化等老年病的老年人,有时由于便秘甚至能危及生命。因此,积极和预防老年人便秘,显得尤其重要,不容忽视。

1.**合理平衡饮食**　饮食结构不合理或饮食不规律,在老年人中较常见。如食物过于精细而拒绝进食纤维素食物或摄入量不足都是诱发老年人便秘的危险因素,必须设法改掉不食或少食纤维素食物的习惯,即增加蔬菜、水果、五谷杂粮、豆类制品的摄入比例,以增加食物消化吸收后的余量,刺激肠蠕动,并保留部分水分、促进排便。老年人要养成多饮水的好习惯,每天最好喝 6～8 杯水,以保证机体有足够水分润肠软便,如有条件应多饮鲜果汁与蜂蜜水。另外，提倡老年人吃菜粥或药膳粥，既提供水分，又有食物汁；既具有滋补功效，又有润肠通便作用，如何首乌、核桃仁粥、黑芝麻粥、柏子仁粥、松子仁粥等。老年人尤应禁忌过食辛辣燥热的饮食，如辣椒、胡椒等，因为这些饮食成分易耗伤阴津水分，诱发便秘。

2. 养成定时排便的好习惯　老年人最好养成每日一次的排便习惯，应于每日晨起后，在室内稍做运动，空腹喝一杯凉开水或温开水，然后去厕所排便（不管有没有便意），以培养和保持排便的条件反射。老年人更不应抑制便意，应该做到一有便意就去如厕。

3. 老年人应积极参加各种社会活动，并参加适度的体育锻炼　久坐少动，喜静善卧，是老年人的不良习惯，也是老年人体力逐渐下降、引起排便困难的重要因素之一。坚持一定量的户外活动和体育锻炼，如慢跑、散步、打太极拳等，不仅能增强体质，保持体力和精力，而且可以增加食欲，使肠蠕动功能提高，使腹壁肌肉、膈肌、盆腔肌肉、肛提肌等排便肌群肌力增加，可以有效预防便秘发生。

4. 保持精神愉快，心情舒畅　老年人神经系统功能减退，加之社会活动减少，精神心理方面障碍、情志抑郁焦虑等较为多见。老年人要学会克服焦虑与抑郁等不良情绪，保持愉快、通达的心理境界，对预防便秘亦十分重要。

5. 不滥用泻药　由于对便秘认识不正确，有些老年人经常依赖泻药帮助大便，结果造成依赖性而加剧病情。正确合理地使用泻药是必须在医生指导下实施。

十一、如何预防小儿便秘

儿童便秘是很让家长头疼的一件事，因为如果粪便不能及时排出体外，在孩子体内停留的时间过长，会引起头晕、乏力、口臭、恶心等一系列身体中毒的症状，从而会影响孩子的食欲、精神、情绪和学习，甚至引起脱肛、肛裂等。

1.培养儿童的良好饮食习惯　饮食要多样化，少吃生冷食物，食量不能过少，也不能过于精细。要耐心向已懂事的孩子讲解多吃蔬菜和水果的道理，教育孩子不偏食，鼓励孩子多吃新鲜蔬菜（菠菜、芹菜、油菜、空心菜、白菜）、水果（香蕉、梨）、五谷杂粮制成的食品，如普通面粉、玉米、大麦等富含纤维素的食物。多吃些菜汁、蜂蜜、菜粥。

2.培养儿童良好的排便习惯。在儿童时期就应培养每天定时排便一次的习惯，让孩子知道正常排便有益健康的道理。

3.培养儿童良好的生活习惯。避免持续高度的精神紧张状态，尤其是学龄儿童，学习紧张或睡眠不足均可引起便秘。

4.喂牛奶的婴儿，可适当多加一些糖，还可加些米汤，饮水可加给橘子汁、菜汤等，以防大便过于干硬而造成便秘。

5.避免长期服用能引起便秘的药物，如葡萄糖酸钙、碳酸钙及氢氧化铝等。

6.不要滥用泻药，治疗儿童便秘主要应从饮食调理为主，以防滥用泻药造成儿童肠道功能紊乱。

十二、如何预防妊娠后期妇女便秘

女性在妊娠期，尤其是后期，由于胎儿增大可压迫使肛门直肠部的血液回流受到影响，容易引起大便秘结给孕妇带来很大痛苦。因此预防便秘，对妊娠后期妇女是不可忽视的。

1. 注意饮食调理，多食新鲜瓜果和蔬菜等含纤维素较多的食物，多吃些黑芝麻、核桃仁等润肠通便，不宜吃过多的辛辣厚味之品。

2. 注意妊娠期保健，定期到医院检查。发现胎位不正时及时进行纠正。因为胎位不正不仅对以后生产不利，而且易造成下腔静脉受压，静脉回流受阻。直肠下段及肛管静脉瘀血、扩张、弯曲而发生痔，一旦痔发生，加上其他生理特点，更易引起便秘。

3. 注意多饮开水。对于有便秘的孕妇来说，每天早晨空腹饮用一杯温开水或凉开水，可以刺激胃肠蠕动，有助于排便。蜂蜜也有良好的润肠通便作用，可以用凉开水冲服。

4. 注意劳逸结合，要注意活动和卧床休息相结合，适当进行一些轻便的活动，如适当做些家务活、散步等，有助于促进胃肠运动。锻炼身体不仅有助于胎儿的健康成长和顺利分娩，还可以促进肠蠕动，缩短粪便在肠道中的停留时间。

5. 养成良好排便习惯。排便最好安排在起床后、早餐后或者是临睡前，因为这些时间最容易引起排便反射。良好的排便习惯也有助于孕妇和胎儿的身心健康。

6. 如果已出现便秘，亦应先从饮食调整、生活习惯调整入手，可加用食疗方法，如菜粥、松子仁粥等；如果便秘较重，可选用容积性泻药如乳果糖等，亦可选服润肠通便中成药，如五仁润肠丸。妊娠后期妇女忌用刺激性泻药，易引起早产。

十三、如何预防更年期综合征便秘

在人的一生中，男性 50 ～ 60 岁，女性 45 ～ 55 岁（即绝经前后 2 ～ 3 年），这一阶段为更年期，容易引发便秘。

1. 坚持餐前饮水。平时日常生活中适量多饮水，可每日晨间空腹喝淡盐水或蜂蜜水、果汁、菜水等饮料。

2. 加强体育锻炼。人到更年期或更年前期，要定期进行妇科检查，注意外阴部清洁，经常进行体育锻炼，以增强体质。如散步、慢跑、骑自行车、养生功、打太极拳、保健体操、腹部按摩、腹肌锻炼或跳适合中老年的舞蹈等体育活动。不仅能增强体质，锻炼身体，还能增强胃肠蠕动，有利于预防便秘。

3. 保持健康心态。更年期或更年前期，精神心理容易发生变化，出现诸如烦躁、失眠、健忘、多愁善感或喜怒无常等，要善于自我调节和自我控制。尽量回避不良精神刺激，以免由于精神紧张，焦虑烦恼等引起交感神经兴奋，抑制肠胃运动而发生便秘。

4. 适当控制饮食，多吃蔬菜、水果和瘦猪肉、排骨、鱼虾、豆制品、奶制品、海带等，少吃动物内脏和猪大肠，猪肝等。当然最大的保养重点仍以平衡女性雌激素为主。不吃辣椒、胡椒、浓咖啡、浓茶、白酒等辛辣刺激性食物，戒掉烟酒、咖啡及含咖啡因的食品。

5. 选择合适食疗，如绿豆粥、天花粉粥、三仁粥、黄芪粥等。

十四、如何预防结、直肠癌的发生

1. 合理调整饮食结构。饮食要多样化，要多吃低脂肪、高纤维素饮食；精米精面和粗粮、杂粮搭配起来吃；多吃植物蛋白，少吃动物蛋白，少吃反式脂肪和饱和脂肪，少食用刺激性食物，保持大便通畅，防止大便秘结。

2. 改变生活习惯，戒掉烟酒。吸烟与大肠癌的关系还不十分肯定，但吸烟是大肠腺瘤的危险因素已经得到证实。酒精也是大肠腺瘤的危险因素，但具体原因不清楚，减少酒精摄入量有利于预防大肠癌。

3. 积极治疗便秘。便秘使粪便在大肠中停留时间延长，增加了致癌物质的吸收，提高了患大肠癌的风险。多饮水，多吃蔬菜、水果，必要时口服通便药物，是积极治疗便秘的措施。

4. 积极治疗与癌有关的疾病，如结、直肠息肉，溃疡性结肠炎，克罗恩病，血吸虫病，肛瘘等。

5. 远离污染的环境。很多化学物质如化肥、农药、甲醛、石棉、汽车尾气等都有致癌性，所以要尽量远离有害环境，如马路边、化工厂和新装修的房间等。

6. 对中老年高危人群定期进行粪便隐血试验、直肠指诊及结肠内镜普查，可能是早期发现大肠癌的有效方法。

第三节　肛肠疾病的保健

一、肛肠疾病饮食保健应注意哪些问题

肛肠病可由饮食不节引起或加重，也可以通过饮食调理使症状减轻、缓解甚至痊愈。所以，饮食调理对肛肠疾病的防治具有重要意义。

1. **定时定量饮食，避免过饥过饱** 过饥指进食不足或过时不食或饥不得食。饮食摄入不足，气血生化乏源，导致气血衰少，脾胃虚弱。脾气不足，中气下陷导致久泄、久痢、脱垂、内痔脱出等；气虚推动乏力，血虚肠道失润致大便困难；气血亏虚致肛痛溃后久不收口之肛瘘。过饱，指进食次数过多或进食量过多，超过了脾胃的受纳运化能力，使脾胃之气受损，水谷难以运化，气机升降失调致泄泻、便秘、痔的发生。

2. **五味均衡，不宜偏食** 《素问生气通天论》曰："阴之所生，本在五味；阴之五宫，伤在五味。"若五味过极，则损伤相应的脏腑。

（1）辛阳发散，过之则易耗散阳气，损伤津液；温补过之则补阳助火，暗耗阴血。因此，过食辛辣温补之品，阴血津液皆损，肠道失润，导致大便干结。排便努挣，日久则气血瘀滞不散成肛裂、痔等。辛能助热生风，温补则助阳生火，风火相煽，灼伤肠络致便下鲜血，下注如箭。

（2）甘能助湿满中，过食甘味，水湿蕴结肠道，传导失司致泄泻。湿能化热，湿热下注大肠，气血瘀阻成息肉痔；湿热壅滞肛门，气血瘀结而冲突为痔。因湿性重着，湿之为病常先伤于下，故肛门病中因湿而发病的较多。

（3）苦性寒凉，过食苦味，易损伤脾胃。脾虚不运，水湿盛而致泄泻，胃气受损，浊阴不降致呕吐、便秘等。

（4）酸味收涩以养肝，过食酸味，则肝气旺盛，木旺则土亏，出现腹痛欲泻，泻后痛减之肝脾不调的泄泻。

3. **宜清淡饮食，不过于甘肥厚腻之品** 肥能生热，甘能壅中，厚腻之品助湿碍脾，湿热内盛，蕴结大肠致泄泻；湿热与气血搏结成湿热痢；湿热壅结肛门成痔疾；湿热化火，火毒内生，壅滞肛门，腐肉成脓为肛痈，肛痈溃后易成肛瘘。

4. 不过度饮酒　朱丹溪认为："醇酒之性，大热大毒。"若饮酒过度，酒热之气损伤脾胃，酿成内湿、内热。湿热内盛，成腹痛泄泻、下痢脓血诸症；湿热下注肛门成痔瘘痈；内热熏蒸，灼伤血络致便血；热伤津液致便秘、肛裂。

5. 忌食生冷不洁之品　生冷不洁之品易损伤脾胃之阳气，寒湿内生，引起腹痛、泄泻、寒湿痢等。

肛肠疾病的预防除饮食保健外，还应注意情志、生活起居的调节。因情志所伤、劳欲过度均为肛肠疾病的诱发因素之一。

二、慢性结肠炎患者如何自身保健

慢性结肠炎的自身保健是预防复发、根治该病的关键所在。

1. 除避免受凉，控制情绪外，饮食是一个非常重要的方面。本病在发作期、缓解期不能进食豆类及豆制品，麦类及面制品，以及大蒜、韭菜、洋山芋、皮蛋、卷心菜、花生、瓜子等易产气食物。因为一旦进食，胃肠道内气体增多，胃肠动力受到影响，即可诱发本病，甚至加剧症状。

2. 柿子、石榴、苹果都含有鞣酸及果胶成分，均有收敛止泻作用，慢性结肠炎可适量食用。

3. 慢性结肠炎病人多身体虚弱、抵抗力差，尤其胃肠道易并发感染，因而更应注意饮食卫生，不吃生冷、坚硬及变质的食物，禁酒及辛辣刺激性强的调味品。

4.慢性结肠炎病人还应密切观察自己对各种食品的适应性，注意个体差异。如吃一些本不应对肠道造成影响的食品后腹泻加重，就要找出原因，摸索规律，以后尽量不要食用。

5.患者平常应加强锻炼，如打太极拳，以强腰壮肾，增强体质。还应重视腹部保暖。

6.休息 休息对疾病有很大好处，特别对活动期病人要强调充分休息，减少精神和体力负担。随病情好转可逐渐增加活动量，但一般应避免重体力活动。

三、日常生活中吃天然食物能抗癌吗

近年来，"饮食抗癌"的说法逐渐流行，许多研究也证明，某些食物中的特殊成分可以有效阻止癌细胞的生长和繁殖。多吃水果、蔬菜、干豆、全谷类食品、豆类及其制品，可以增加淀粉和纤维素的摄入量，从而降低结肠癌和直肠癌的患病概率。下面向大家介绍目前公认的具有抗癌作用的食物。

1.绿茶 绿茶中含特殊的酚类，茶叶中的某种物质经血液循环可抑制全身各部位的癌细胞。

2.玉米 粗磨玉米面中含有大量氨基酸，对抑制癌症有显著效果。

3.大豆 大豆中含强抗氧化剂，绿原酸、异黄酮和微量无素钼，都能抑制癌基因的产生。

4.麦麸 麦麸中含有丰富的纤维素，能稀释肠道内的多种致癌物质，减少致癌物和肠道接触的机会。

5.水果 包括苹果、橘子、葡萄、柚子、橙子、柠檬。这

类水果包括了几乎所有的天然抗癌物质，含有丰富的维生素 C，有阻断致癌物质生成的作用。

6. **蘑菇**　包括香菇、冬菇、平菇、猴头菇等，主含多糖类成分。香菇含有 β-葡萄糖苷酶，能促进机体抑制肿瘤的能力。

7. **大蒜**　主要成分是大蒜素，含硫和硒、锗，硒有抑癌的效能。大蒜素能阻止人胃中亚硝胺生成菌的生长，从而减少亚硝胺的合成。尤其利于预防结肠癌，可降低结肠癌风险的 70%。

8. **洋葱**　其所含的微量元素硒是一种很强的抗氧化剂，能预防造成肿瘤生长的基因损伤，对癌细胞有抑制作用。

9. **绿色蔬菜**　包括菠菜、韭菜、甘蓝和深绿色的莴苣等。这些蔬菜富含 β-胡萝卜素、叶酸和黄体素等抗氧化剂。科学家们指出，颜色越深的蔬菜，含抗氧化剂越多，抗癌力量越强。

10. **菜花**　含有一种能抗肿瘤抗病毒的物质，能刺激细胞产生干扰素，有防癌的作用。

11. **胡萝卜**　富含维生素 A 源（胡萝卜素），是"防癌系统"的营养成分。

12. **大白菜**　含有微量元素钼较多，能阻断致癌的亚硝胺合成。

13. **萝卜**　萝卜含抗癌物吲哚，有防治癌症的作用。近年发现锌元素有很强的抗癌活性，而锌在萝卜中含量较高。

14. **甘蓝（卷心菜）**　目前已知其中所含的成分吲哚-3-乙醛及黄酮类化合物，可诱导肝脏中芳烃羟化酶活性提高 54 倍，预示着抗癌力显著增强；有研究发现本品能降低胃癌、结肠癌及直肠癌的发病机会。

15. **茄子** 主含龙葵碱,其含量以紫皮茄为多,动物实验证明,此物质可抑制消化系统癌症。

16. **扁豆** 可刺激体内淋巴细胞转化为杀瘤细胞,能刺激免疫系统增进消化吸收功能。

17. **芦笋(龙须菜)** 含有芦笋素,天门冬酰胺、天门冬氨酸及多种甾体等物质,有防止癌细胞扩散的功能。

18. **牛肉** 牛肉中含有一种能抑制致癌物质活动的成分,该成分能起到防癌作用。

19. **海藻类** 海带、紫菜及裙带菜等海藻类食品都具有一定的抗癌作用。

20. **海蜇** 科学家们从海蜇中提取出的水母素,具有特殊生理作用,在抗菌、抗病毒和抗癌方面都具有很强的药理效应。

四、大肠癌患者的亲属如何自我保健

大肠癌是常见的恶性肿瘤之一,结肠癌与直肠癌的发生,同饮食因素和遗传因素有关。为了预防大肠癌,大肠癌病人亲属应从以下几个方面做好自我保健。

1. **定期健康检查** 特别强调定期做电子大肠镜检查,一旦发现息肉应及时去除,以防患于未然。

2. **减轻心理压力** 应该指出的是,大肠癌病人的亲属在接受全面细致的电子大肠镜等检查后若无异常发现,即应放下沉重的心理包袱,切忌胡乱猜疑,因为情绪紧张和不良的自我暗示可干扰高级神经的正常活动,影响自主神经功能,进而引起胃肠功能紊乱如肠易激综合征等,降低生活质量。有些大肠癌病人的亲属得了"恐癌症"，整天萎靡不振，情绪消沉，实际上大可不必，为了保持身体健康，预防癌症的发生，人们应该学会自我调节，经常从事一些轻松愉快的活动，诸如下棋、打球、跳舞、唱歌、旅游、书法等，以良好的心境应付一切应激事件的发生。

3. **调整膳食结构**　适当降低饮食中脂肪和肉类的量，多进食新鲜蔬菜和水果，增加食物中纤维素含量，保持每日排便通畅，对大肠癌的预防将起到积极作用。

（聂　敏　勾玉莉）

参考文献

［1］　李春雨.肛肠病学.全国高等学校"十二五"本科规划教材.北京：高等教育出版社，2013：95-97.

［2］　李春雨.肛肠病名医解答.北京：人民军医出版社，2011：114-115.

［3］　李春雨.结肠炎名医解答.北京：人民军医出版社，2011：140-142.

［4］　李春雨.便秘名医解答.北京：人民军医出版社，2012：136-137.

［5］　李春雨.大肠癌名医解答.北京：人民军医出版社，2012：153-154.

药物疗法根据疾病所在的部位不同，以及病程进展变化所需，把药物制成不同的剂型施用于患处，使药力直达病所，从而达到治疗目的的一种方法。主要适用于肛肠疾病早期，如内痔、血栓外痔、初期肛裂和肛门直肠炎症初期，或兼有其他严重疾病，如肝病、肾病、腹部肿瘤、心脏病、高血压、糖尿病不宜手术者，或病人不愿意手术，或为手术做准备者，或不能切除的晚期或转移性结直肠肿瘤。可解除症状，减轻痛苦，但易复发，不能根治。

第一节　内服药

一、清热解毒类

1. 化痔丸

组成：盐霜，柏勒，苋菜，白茅根，九里明。

功能：清热解毒，止血止痛。

主治：用于内痔出血，脱肛消肿止痛，收缩脱肛，外痔发炎。

用法：每次 3g（约一瓶盖），每日 3 次。

禁忌：戒食煎炒，热毒，刺激性食物（如公鸡、鲤鱼、辛辣油炸）。

2. 脏连丸

组成：黄连 25g，黄芩 150g，地黄 75g，赤芍 50g，当归 50g，槐角 100g，槐花 75g，荆芥穗 50g，地榆炭 75g，阿胶 50g。

功能：清热解毒，养血和血，清肠消肿，涩肠止血。

主治：用于肠热便血，肛门灼热，痔疮肿痛。

用法：口服，水蜜丸一次 6 ～ 9g，小蜜丸一次 9g，大蜜丸一次 1 丸，每日 2 次。

3. 迈之灵片

组成：马栗提取物 150mg，按无水七叶皂苷素计算，相当于 30mg 三萜糖苷（图 12-1）。

主治：痔静脉曲张引起的内、外痔急性发作症状。

用法：成人每日 2 次，早、晚各一次，每次 1 ～ 2 片。病情较重或治疗初期，每日 2 次，每次 2 片，或遵医嘱服用。20 天为一疗程。

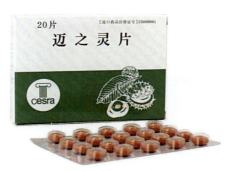

图 12-1　迈之灵片

4. 消脱止 -M（草木犀流浸液片）

组成：消脱止每片 400mg，内含草木犀流浸液 25mg，相当于香豆素 0.2 ～ 0.25mg（图 12-2）。

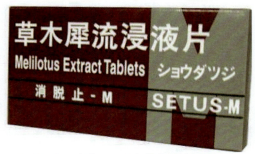

图 12-2　消脱止 -M（草木犀流浸液片）

功能：消炎、镇痛、利尿、促进创面修复。

用法：口服，成人每天服 3 次，每次 2 ～ 4 片。用量可根据年龄及症状而增减。

5. 地奥司明片

组成：本品主要成分为地奥司明。

主治：治疗与静脉淋巴功能不全相关的各种症状（腿部沉重，疼痛，晨起酸胀不适感）；治疗痔急性发作有关的各种症状。

用法：常用剂量为 0.5g（1 片），每日 2 次。

禁忌：对本品中任何成分过敏者禁用。

二、止血类

1. 槐角地榆丸

组成：槐角，地榆炭，生地黄，栀子，枳壳。

功能：清热止血，消肿止痛，通便。

主治：大便下血，大肠积热，痔疮肿痛。

用法：每次 1 丸，每日 2 次。

2. 便血合剂（江苏·丁泽民）

组成：当归炭 6g，细生地黄 9g，地榆炭 12g，槐花炭 12g，炒枳壳 3g，黄芩炭 5g，侧柏炭 12g，鸡冠花 9g，仙鹤草 15g，生甘草 1.5g，荷叶炭 9g。

功能：凉血清肠。

主治：肠风下血。各期痔、肛裂、直肠息肉出血，肛裂伴大便干燥者。

3. 致康胶囊

致康胶囊是一种中成药胶囊制剂，吸收了古方"七厘散"、"腐尽生肌散"等经典古方之精华，结合临床实践科学组方而成，具有促进组织修复、改善微循环、止血止痛、抗菌消炎之功效，已载入《中成药临床应用指南》和《中国药典》。

组成：大黄、黄连、三七、白芷、阿胶、龙骨（煅）、白及、醋没药、海螵蛸、茜草、龙血竭、甘草、珍珠、冰片（图 12-3）。

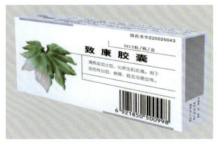

图 12-3　致康胶囊

功能：清热凉血止血、化瘀生肌定痛。用于便血、崩漏及呕血等。

禁忌：孕妇禁用。

注意事项：①过敏体质者慎用。②在治疗剂量内未发现有血栓形成倾向，长时间超剂量服用应在医师指导下进行。

4. 注射用白眉蛇毒血凝酶（邦亭）

组成：主要成分是从长白山白眉蝮蛇冻干蛇毒中提取分离得到的血凝酶。辅料为甘氨酸、明胶、氯化钠。

主治：可用于需减少流血或止血的各种临床疾病的出血及出血性疾病；也可用来预防出血，手术前用药，可避免或减少手术部位及手术后出血。

用法：静脉注射、肌内注射或皮下注射，也可局部用药。一般出血：成人 1 ～ 2U；儿童 0.3 ～ 0.5U。

禁忌：①有血栓病史者禁用；②对本品或同类药品过敏者禁用。

5. 注射用血凝酶（巴曲亭）

组成：本品含自巴西矛头蝮蛇的蛇毒中分离和纯化血凝酶，不含神经毒素及其他毒素。辅料为甘露醇、明胶（水解）、氯化钙。

主治：可用于需减少流血或止血的各种临床疾病的出血及出血性疾病；也可用来预防出血，手术前用药，可避免或减少手术部位及手术后出血。

用法：临用前，用灭菌注射用水使溶解后，静脉注射、肌内注射或皮下注射，也可局部用药。一般出血：成人 1 ～ 2U（1 ～ 2 支）；儿童 0.3 ～ 0.5U（1/3 ～ 1/2 支）。

禁忌：有血栓病史者禁用；对本品或同类药品过敏者禁用。

6. 注射用尖吻蝮蛇血凝酶（苏灵）

组成：本品主要成分为从尖吻蝮蛇蛇毒中分离提纯的血凝酶。

主治：用于外科手术浅表面创面渗血的止血。用于手术预防性止血。但用于内科出血和其他外科手术中脏器出血的安全有效性尚有待验证。

用法：本品为单次静脉注射给药。每次 2U（2 瓶），每瓶用 1ml 注射用水溶解，静脉注射。用于手术预防性止血，术前 15 ～ 20 分钟给药。

禁忌：①对本品任何成分过敏者禁用。②虽无本品引起血栓的报道，但为安全起见，有血栓病史者禁用。

7. 注射用生长抑素

组成：生长抑素醋酸盐。

主治：严重急性食管静脉曲张出血。严重急性胃或十二指肠溃疡出血，或并发急性糜烂性胃炎或出血性胃炎。

用法：药物冻干粉须在使用前用生理盐水溶解。本品采用静脉给药，通过慢速冲击注射（3 ～ 5 分钟）250μg 或以每小时 250μg 的速度连续滴注（相当于每公斤体重每小时 3.5μg）给药。

三、补益类

1. 补中提肛汤（辽宁·张有生）

组成：补中益气汤外加诃子 15g，五倍子 15g。

功能：补中益气、升提固涩。

主治：小儿脱肛。

用法：水煎频服，并用一效散外敷。

2. 补中益气丸

组成：黄芪，升麻，白术，柴胡，党参，陈皮，当归，甘草。

功能：补中养血，升提中气。

主治：中气不足、气虚下陷、内痔脱出、脱肛。

用法：研细炼蜜为丸，每日 2 次，每次 1 丸。

四、通便类

1. 便乃通茶

组成：黑芝麻，何首乌等。

功能：润燥通便。

主治：适用于老年津亏肠燥所致的便秘。

用法：开水泡服，一次 1 袋，一日 1～2 次。

禁忌：肠道易激综合征、肠梗阻、肠套叠、严重精神病患者和对本药过敏者禁用。

2. 麻仁软胶囊

组成：火麻仁，苦杏仁，大黄，枳实（炒），厚朴（姜制），白芍（炒）等。

功能：润肠通便。

主治：肠燥便秘。

用法：平时每次 1～2 粒，每日 1 次，急用时每次 2 粒（每粒 0.6g），每日 3 次。

3. 舒泰清（复方聚乙二醇电解质散Ⅳ）

组成：A 剂：聚乙二醇 4000 13.125g；B 剂：碳酸氢钠

0.1785g，氯化钠 0.3507g，氯化钾 0.0466g（图 12-4）。

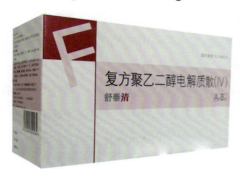

图 12-4　舒泰清

主治：治疗功能性便秘，术前肠道清洁准备，肠镜及其他检查前的肠道清洁准备。

用法：①配制：取本品 A、B 两剂各一包，同溶于 125ml 温水中成溶液。②服用方法及用量：功能性便秘治疗：成人每次服用 125ml 溶液，每日 2 次；老年人开始时每日 1 次，必要时同成人剂量，或遵医嘱。肠道准备：每次 250ml，每隔 10 ～ 15 分钟服用 1 次，直到排出水样清便。一般口服 3000ml。

4. 福松（聚乙二醇 4000 散剂）

组成：本品主要成分为双氯芬酸钾。

主治：成人便秘的症状治疗。

用法：适用于成年人。每次 1 袋，每日 1 ～ 2 次，或每日 2 袋，顿服。每袋内容物溶于一杯水中后服用。服用福松后 24 ～ 48 小时显效。每日剂量可根据患者情况增减。

禁忌：炎症性肠病（如溃疡性结肠炎，克罗恩病），肠梗阻，未诊断明确的腹痛症状。

5. 滋阴润肠口服液

本品由地黄草单味药通过现代化手段，以专利工艺加工制成，不含蒽醌类成分，不会引起结肠黑变病。

组成：地黄。

功能主治：养阴清热，润肠通便。适用于所有人群及各种原因引起的便秘，如老年性便秘、糖尿病便秘等。

用法：口服，一次 10～20ml，一日 2 次。

禁忌：孕妇禁用。

6. 乳果糖口服溶液

组成：每 100ml 杜密克口服溶液含乳果糖 67g，半乳糖 ≤ 10g，乳糖 ≤ 6g。

主治：用于治疗高血氨症及由血氨升高引起的疾病；用于治疗慢性功能性便秘。

用法：口服，成人一次 10ml，每日 3 次。

禁忌：糖尿病患者慎用，对半乳糖不能耐受者不宜服用。阑尾炎、肠梗阻、不明原因的腹痛者均禁用。

五、止泻类

1. 参苓白术散

组成：党参，云苓，白术，山药，白扁豆，莲子，炒薏苡仁，砂仁，甘草。

功能：健脾益气，渗湿止泻。

主治：泄泻，各种肠炎。

用法：研细成散每次 5～10g，每日 2 次。

2. 固本益肠片

组成：黄芪，党参，白术，延胡索等（图 12-5）。

功能：健脾温肾，涩肠止泻。

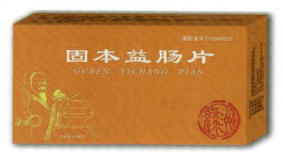

图 12-5　固本益肠片

主治：用于脾虚或脾肾阳虚所致慢性泄泻，症见慢性腹痛腹泻、大便清稀或有黏液血便、食少腹胀、腰酸乏力、形寒肢冷、舌淡苔白、脉虚。

用法：口服，一次 8 片，每日 3 次。30 天为一疗程，连服 2～3 个疗程。

3. 补脾益肠丸

组成：黄芪，党参，当归，白芍，木香等。

功能：补中益气，健脾和胃，涩肠止泻。

主治：脾虚泄泻、阳虚便秘、各种慢性结肠炎。

用法：每日 3 次，每次 6g（约一瓶盖），30 天为一疗程。

禁忌：孕妇禁用；泄泻时腹部热胀痛者忌服。

4. 复方嗜酸乳杆菌片（益君康）

复方嗜酸乳杆菌片通过补充益生菌，调节肠道蠕动，增强免疫力，促进消化，是一种以生物学途径调整肠道菌群的生物制剂，也是目前国内市场上唯一可常温保存的四联活菌制剂。具有四菌协同、胃肠同治等优点，经多年临床用药经验，推荐在肠镜检查一周内补充这种多联菌株益生菌，有助于快速恢复肠道菌群平衡。

组成：本品为复方制剂，每片含嗜酸乳杆菌 5×10^6 个。辅料为：淀粉、蔗糖（图 12-6）。

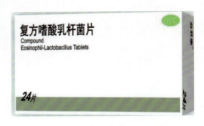

图 12-6　复方嗜酸乳杆菌片

药理：本品是由中国株嗜酸乳杆菌，日本株嗜酸乳杆菌、粪链球菌和枯草杆菌等 4 种菌粉组成的复方片剂。为肠道菌群调整药。可分解糖类产生乳酸，提高肠道酸度，从而抑制肠道致病菌繁殖。

功能主治：用于肠道菌群失调引起的肠功能紊乱，急、慢性腹泻、便秘、功能性消化不良、IBS、UC 及小儿反复性腹泻、儿童消化不良等。

用法：口服。成人一次 1～2 片，一日 3 次。儿童用量请咨询医师或药师。

注意事项：①如服用过量或出现严重不良反应，应立即就医。②对本品过敏者禁用；过敏体质者慎用；③本品性状发生改变时禁止使用；④请将本品放在儿童不能接触的地方。

5.美沙拉嗪肠溶片（惠迪）

组成：本品主要成分为美沙拉嗪，其化学名称 5- 氨基水杨酸（图 12-7）。

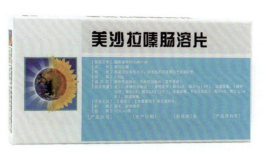

图 12-7　美沙拉嗪肠溶片

功能主治：溃疡性结肠炎，节段性回肠炎（克罗恩病）。

用法：成人：溃疡性结肠炎：（急性发作）每日 4 次，每次 1g，或遵医嘱。（维持治疗）每日 3 次，每次 0.5g，或遵医嘱。节段性回肠炎：每日 4 次，每次 1g，或遵医嘱。

禁忌：对水杨酸类药物及本品的赋形剂过敏者禁用。

6.双歧杆菌四联活菌（思连康片）

组成：主要成分为双歧杆菌、乳杆菌、肠球菌、蜡样芽孢杆菌，是一种以生物学途径调整肠道菌群的新型生物制剂。

主治：肠道菌群失调、习惯性便秘、溃疡性结肠炎、抗生素性腹泻、急慢性肠炎、小儿反复性腹泻、儿童消化不良等。

用法：成人：口服，每日 3 次，一次 2～3 片，重症可加倍服用或遵医嘱。儿童：遵医嘱服用。

7.康复新液（天舒欣）

成分：美洲大蠊干燥虫体的乙醇提取物。

功能主治：通利血脉，养阴生肌。内服：用于淤血阻滞，胃痛出血，胃、十二指肠溃疡，以及阴虚肺痨，肺结核的辅助治疗。外用：用于金疮、外伤、溃疡、瘘管、烧伤、烫伤、褥疮之创面。

用法：口服，一次 10ml，一日 3 次，或遵医嘱；外用，用医用纱布浸透药液后敷于患处，感染创面先清创后再用本品冲洗，并用浸透本品的纱布填塞或敷用。

8. 胸腺蛋白口服溶液（欣络维）

组成：主要成分为从健康乳猪新鲜胸腺中提取的蛋白质。

主治：用于溃疡性结肠炎、胃溃疡、十二指肠溃疡的治疗。

用法：口服。一次 30mg（1 瓶），每日 2 次（早晚餐后 2～3 小时服用），30 日为一疗程。外用：120mg（4 瓶）加 0.9% 氯化钠注射液 50mg，保留灌肠，每日 1～2 次。

第二节　外用药

一、洗剂

熏洗药又称坐浴药，是将药物水煎或用开水冲化后，先熏后洗肛门患处。

1. 硝矾洗剂（辽宁·张有生）

组成：朴硝（芒硝）25g，硼砂 15g，明矾 10g。

功能：消肿止痛、收敛止血、去湿止痒、化腐生肌、抑菌杀虫（蛔虫、蛲虫）。

主治：用于各种痔、肛瘘、肛裂及脓肿引起的肿胀、疼痛、便血、脱出等，还可用于肛门湿疹及肛门病术后创面。

用法：每次 50g（1 袋），每日 1 ～ 2 次，在便后或晚睡前，用开水 500 ～ 1000ml 冲化，先熏后洗，15 分钟即可。

2. 湿疹洗剂（江苏·丁泽民）

组成：车前子 15g，龙胆草 5g，羊蹄 9g，乌蔹莓 9g，黄檗 6g，明矾 6g，野菊花 9g。

功能：清热燥湿，杀虫止痒。

主治：急性湿疹。

用法：便后或晚睡前煎水洗患处，每日 1 剂，每日 2 次。

3. 三子苦参汤（辽宁·王品三）

组成：蛇床子，地肤子，苍耳子，苦参，黄檗，金银花、荆芥、防风、白芷、菊花、石菖蒲。

功能：解毒消肿，止痒收敛。

主治：肛周急性皮炎，湿疹，化脓性皮肤病。

4. 复方荆芥熏洗剂

组成：荆芥 120g，防风 120g，透骨草 300g，生川乌 90g，蛤蟆草 300g，生草乌 90g，苦参 120g（图 12-8）。

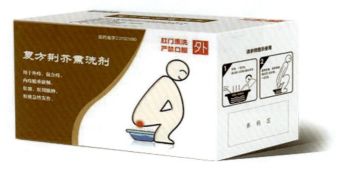

图 12-8　复方荆芥熏洗剂

功能：祛风燥湿，消肿止痛。

主治：用于外痔，混合痔，内痔脱垂嵌顿，肛裂，肛周脓肿，肛瘘急性发作。

用法：外用，一次 10g，用 1000 ～ 1500ml 沸水冲开，趁热先熏后洗患处，每次 20 ～ 30 分钟，每日 2 次。

5. 派特灵

本品为一种纯中药制剂，据临床观察和患者的反馈，该制剂祛除尖锐湿疣的效果明显，且复发率低，对于顽固性、复发性、巨大型、疑难部位尖锐湿疣（如肛周、肛管等部位）以及儿童尖锐湿疣尤其适用，是目前针对尖锐湿疣的一种有效新方法。

组成：由金银花、苦参、蛇床子、鸦胆子、白花蛇舌草等 10 余味中药配伍而成（图 12-9）。

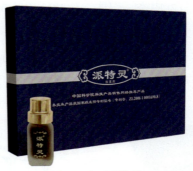

图 12-9　派特灵

药理：该制剂通过细胞毒性作用抑制瘤体细胞的增殖，引起瘤体细胞坏死脱落，并通过个别药物的剥脱作用，增强对瘤体细胞的破坏，在破坏细胞的同时对细胞内生存的 HPV 病原体亦起到杀灭作用。

主治：由 HPV 感染引起的尖锐湿疣及高危型 HPV 引起的肛门病变。

用法：第一步，用棉签将原液外涂于疣体及周围区域，每日早晚各 1 次，每次可反复涂抹 3 遍使其充分吸收。对疣体较大或面积较大的可用湿敷方法，每次 15min 内，连续使用 3 天，停用 4 天为一个疗程，停用期间涂抹"沙棘油"以促进创面愈合。第二步，待疣体脱落并创面愈合后，再重复 3～4 个疗程，以进一步清除亚临床及病毒。第三步，为防复发阶段，可用 4～6 层纱布浸透派特灵 50 倍稀释液湿敷原皮损部位及相邻部位，每次 10min 内，第一个月每日 1 次，第 2、第 3 个月每 2 天 1 次。

禁忌：孕妇、哺乳期妇女、口腔内的尖锐湿疣以及对本品过敏者禁用。

注意事项：该制剂比较安全，局部不良反应较少且轻，无全身性不良反应，涂抹或湿敷后偶现轻度红肿、糜烂与疼痛，极个别患者有灼热或痒感，但该制剂并无腐蚀性，愈后不产生疤痕；本品应放在儿童不易来到的地方；特殊部位的尖锐湿疣需在专业人士的协助下使用本品。

6. 日舒安洗液

组成：苦参、马鞭草、蒲公英、蛇床子、五倍子、百部、花椒、白矾（图 12-10）。

功能：清热解毒，利湿止痒。

主治：用于女子外阴瘙痒；男子阴囊湿疹。

用法：外用。用时振摇，每晚睡前以本品适量，加 10 倍量温开水稀释后坐浴 5 分钟。重症者可用药液直接涂擦患处。

禁忌：经期、孕期妇女禁用。

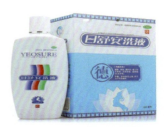

图 12-10　日舒安洗液

7. 利夫康洗剂

组成：苦参、黄檗、蛇床子、白鲜皮、黄连、土茯苓、花椒、地肤子、赤芍、何首乌。

功能主治：清热燥湿，杀虫止痒。用于湿热下注所致的带下量多，阴痒；外阴炎、滴虫性阴道炎、霉菌性阴道炎、细菌性阴道炎见以上症状者。

用法：外用，取本品 10ml 加水至 100ml 外擦或用阴道冲洗器冲洗阴道，一日 1～2 次，7 天为一疗程。

禁忌：经期、孕期妇女禁用。

注意事项：①本品为外用药，禁止内服。②切勿接触眼睛、口腔等黏膜处。皮肤破溃处禁用。③治疗期间忌房事，配偶如有感染应同时治疗。④外阴白色病变、糖尿病所致的瘙痒不宜使用。

8. 痔疾洗液

组成：忍冬藤，苦参，黄檗，五倍子，蛇床子，地瓜藤。

药理：具有抗炎，镇痛，止血和抑菌作用。

功能：清热解毒，燥湿敛疮，消肿止痛。

主治：用于湿热蕴结所致的肿胀、疼痛、出血。用于治疗各种痔、肛裂、肛窦炎、肛门术后便血、坠胀、肿痛等。

用法：外用。取本品一瓶 125ml，加沸水稀释至约 1000ml，趁热熏肛门，再坐浴 20 分钟。每日早、晚各 1 次。重症者坐浴后另取本品涂擦患处。

9. 川百止痒洗剂

组成：苦参，西河柳，蛇床子，马齿苋，荆芥，白鲜皮，百部，蜂房，桃枝，柳枝，槐枝，川芎，蒺藜，地肤子，白芷，艾叶。

功能：疏风止痒，燥湿解毒。

主治：适用于风邪外来，湿毒内蕴，腠理失和所致的皮肤、阴部瘙痒症。

用法：外用。可直接涂于患处或经稀释 4 倍后洗浴患处，每日 1 ～ 2 次。

10. 金玄痔科熏洗散

组成：玄明粉，马齿苋，金银花，枯矾，荆芥。

功能主治：消肿止痛，祛风燥湿。用于痔术后、炎性外痔所致的肛门肿胀、疼痛，中医辨证为湿热壅滞证。

用法：每次 1 袋，加 1000ml 沸水冲化后，趁热先熏后洗患处，每次 30 分钟，每日 2 次。

禁忌：孕妇忌用。

二、栓剂

1. 美沙拉秦栓（莎尔福栓）

组成：本品主要成分为美沙拉秦（图 12-11）。

功能：溃疡性结肠炎，结肠炎，肠炎。

主治：本品适用于治疗溃疡性结肠炎的急性发作。

用法：每日 2 ～ 3 次，便后肛塞 0.25 ～ 0.5g，或遵医嘱。

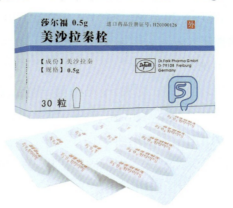

图 12-11　美沙拉秦栓

2.普济痔疮栓

组成：熊胆粉，冰片，猪胆粉等（图 12-12）。

功能：清热解毒，凉血止血，用于热症便血。

主治：对各期内痔、便血及混合痔肿胀等有较好的疗效。

用法：直肠给药。每次 1 粒，每日 2 次，或遵医嘱。

不良反应：偶见腹泻，肛门部位瘙痒，对症治疗后症状消失。

禁忌：尚不明确。

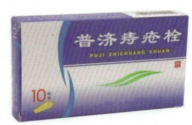

图 12-12　普济痔疮栓

3. 美辛唑酮红古豆醇酯栓（志速宁）

组成：本品为复方制剂，每粒含吲哚美辛 75mg，呋喃唑酮 0.1g，红古豆醇酯 5mg，颠茄流浸膏 30mg，冰片 1mg。

药理：本品具有消炎、抗菌、镇痛、解痉和改善微循环作用。

功能：消炎，止痛，消肿。

主治：适用于内痔，外痔；肛门肿胀，瘘管，肛裂等肛肠疾病及痔瘘手术后止痛。

用法：每天 1～2 次，每次 1 粒，临睡前或大便后塞入肛门。使用时戴塑料指套，而后洗手。

禁忌：①青光眼患者禁用。②对本品及组分过敏者禁用。

4. 复方角菜酸酯栓（太宁栓）

组成：复方角菜酸酯栓（太宁栓）每枚含角菜酸酯 0.3g，二氧化钛 0.2g，氧化锌 0.4g。辅料为：滑石粉，固体半合成甘油酯。

功能：对炎症或损伤的黏膜有保护作用。

主治：用于痔及其他肛门疾患引起的疼痛、肿胀、出血和瘙痒的对症治疗；亦可用于缓解肛门局部手术后的不适。

用法：塞肛门内，每次 1 枚，每日 1～2 次。

5. 肛泰栓

组成：地榆（炭）、盐酸小檗碱、人工麝香、冰片等。

药理：本品具有抗炎、止血、抑菌和镇痛作用。经试验证实，本品无明显的不良反应。

功能：凉血止血，清热解毒，燥湿敛疮，消肿止痛。

主治：用于内痔、外痔、混合痔出现的便血、肿胀、疼痛。

用法：直肠给药。每次1粒，每日1～2次，早、晚或便后使用。使用时先将配备的指套戴在示指上，撕开栓剂包装，取出栓剂，轻轻塞入肛门内约2cm处。

三、膏剂

1. 湿润烧伤膏

美宝湿润烧伤膏（moist exposed burn ointment，MEBO）是由我国烧伤学科带头人徐荣祥教授研究发明并监制，并已被泰国、叙利亚、韩国、阿联酋等国的药政部门批准注册。新加坡中央医院已成功引进了烧伤湿性医疗技术及美宝湿润烧伤膏。

组成：黄连，黄檗，黄芩，地龙，罂粟壳（图12-13）。

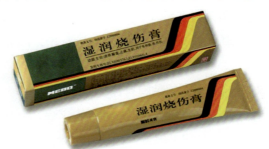

图12-13　湿润烧伤膏

功能主治：清热，解毒，止痛，生肌。用于各种烧伤创面，达到原位再生愈合之效果。同时对于各类皮肤黏膜破损的创疡类疾病包括压疮、糖尿病足和肛肠疾病，特别是肛肠手术后的创面有很好的止痛、抗感染、减轻损伤和预防瘢痕的作用。

用法：直接外用时可于创面彻底止血或者坐浴清洁后，将湿润烧伤膏以2～3mm厚度涂抹需要处，可覆盖也可不覆盖无菌纱布，每日换药 2～3 次，换药前需轻轻拭去创面液化物，再上新的药膏，直至创面愈合。油纱外敷主要用于部分创面在肛门内部的病例，需要以烧伤膏纱条轻轻塞入肛门以保护伤口，术后24 小时以同样方法换药，以后每天换药 2～3 次。

禁忌：对芝麻过敏者慎用。

2. **一效膏**　为一效散用香油调和而成。除具有一效散的功能外，还并具有膏剂功能，有滋润创面、消肿止痛、生肌长肉作用。用于术后创面、炎性水肿、外痔发炎、内痔嵌顿疼痛等。现用现调效果较好，作用时间较长。每日外敷 1～2 次。

3. **油调膏**　即水调散用香油调和而成膏剂，但与水调散的功能、主治却不完全相同。无脓用水调，有脓用油调，有拔脓解毒、消肿止痛的作用。用于肛门疖、痈化脓期、破溃期、肛瘘发炎流脓。每日外敷 1～2 次。

4. **马应龙麝香痔疮膏**

组成：麝香、珍朱、琥珀、牛黄。

功能：清热解毒、活血化瘀、去腐去肌。

主治：各类痔、肛裂、肛周湿疹等及术后创面久不愈合者。

用法：洗净患处，外涂或注入肛门内。

5. **太宁乳膏**

组成：本品为复方制剂，其组分为每 100g 乳膏中含角菜酸酯 2.5g，二氧化钛 2g，氧化锌 2g 和利多卡因 2g。

主治：对痔及其他肛门疾病引起的疼痛、瘙痒、充血及少量出血进行对症治疗。

用法：每日 1 次或每日数次，经直肠给药，或遵医嘱。

6.肛泰软膏

组成：地榆（炭）、盐酸小檗碱、五倍子、盐酸罂粟碱、冰片等。

药理：肛泰软膏具有抗炎、止血、抑菌和镇痛作用。经试验证实，肛泰软膏无明显的不良反应。

功能：凉血止血，清热解毒，燥湿敛疮，消肿止痛。

主治：用于内痔、外痔、混合痔出现的便血、肿胀、疼痛。

用法：外用。一日 1～2 次，早、晚或便后使用。

四、散剂

1.一效散（辽宁·王品三）

组成：朱砂 10g，炙甘石 30g，冰片 10g，滑石 700g，共研极细面。

功能：燥湿收敛，止痛止痒。

主治：肛门湿疹，皮炎，黏膜糜烂或溃疡，肛门潮湿、瘙痒，脱肛水肿等症。术后水肿、术后伤口不愈合。

用法：外用纱布适量。

2.水调散（辽宁·王品三）

组成：黄檗 100g，煅石膏 80g。

功能：清热解毒，消肿止痛，油调后则为油调膏，有提脓拔毒的功能。

主治：术后创缘发炎肿痛，用于肛周脓肿初起。

用法：用凉开水调敷患处。

3.生肌散

组成：血竭，没药，乳香，橡皮，冰片。

功能：化腐生肌，解毒止痛，收敛止血。

主治：术后创面流脓流水，久不收口。

用法：便后熏洗坐浴后，创面纱布或以油纱条蘸药面填入创面。

4. 珍珠散

组成：珍珠，象牙屑，龙骨，三七，冰片等。

功能：提毒消肿，生肌长肉，生皮收敛。

主治：术后创面，溃烂流水，上皮不长。

用法：便后熏洗坐浴后，以油纱布蘸药粉，外敷创面上。

五、丹剂

1. 红升丹（又名红粉）

组成：水银 30g，火硝 120g，雄黄、朱砂各 15g，白矾 30g，黑矾 18g。

功能：祛腐生新。

主治：术后创面的腐肉，肉芽水肿或生长过盛者，术后瘘管壁坏死组织不脱者。

用法：创面撒布一薄层、或用喷粉器喷射在创面上。喷药过多腐蚀创面引起疼痛。只能用 1 ～ 2 次，创面变新肉芽生长者即停药。

2. 渴龙奔江丹

组成：水银、青盐、火硝、硇砂、白矾各 3g，佛金 30 张。

功能：提脓化腐生肌。

主治：脓肿，瘘管术后创口久不愈合者。

用法：取适量掺于创面，或渗于棉纸上，做成药捻，置于脓腔或瘘管内。

第三节　止痛药

1. **盐酸奥布卡因凝胶**

盐酸奥布卡因，又名丁氧基普鲁卡因，系沈阳绿洲制药有限责任公司生产，为白色或浅黄色的透明黏稠凝胶。

组成：其主要成分为盐酸奥布卡因（图 12-14）。

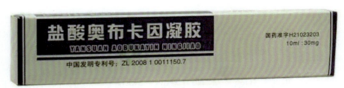

图 12-14　盐酸奥布卡因凝胶

主治：适用于各科检查、处置、小手术的表面麻醉和术后肛肠换药止痛。

用法用量：可用于肛肠术后换药，将消毒棉球浸润本品（根据创面大小，调整用量）涂布于肛外创面，3 分钟后开始正常换药操作；直肠、结肠镜检，将本品 5～10ml 注入肛内和涂布肛门，3 分钟后涂抹少许本品于腔镜表面润滑即行检查，尤其是有痔和肛裂等疾病患者，止痛润滑明显。

2. **注射用帕瑞昔布钠（特耐）**

特耐（注射用帕瑞昔布钠）是全球第一个注射用选择性环氧化酶 -2 抑制剂，属于非甾体抗炎（NSAID）药品，为白色或类白色冻干块状物，是一种多模式镇痛药物。

组成：主要成分为帕瑞昔布钠。

主治：适用于所有外科手术术后疼痛的短期治疗，尤其是在肛肠外科术后镇痛效果显著。

用法：推荐剂量为 40mg，静脉注射（IV）或肌内注射（IM）给药，随后视需要间隔 6～12 小时给予 20mg 或 40mg，每天总剂量不超过 80mg，连续 3 天后停药。可直接进行快速静脉推注，或通过已有静脉通路给药。肌肉注射应选择深部肌肉缓慢推注。

3. 尼松（酮咯酸氨丁三醇注射液）

组成：主要成分为酮咯酸氨丁三醇。

功能主治：适用于需要阿片水平镇痛药的急性较严重疼痛的短期治疗，通常用于手术后镇痛，不适用于轻度或慢性疼痛的治疗。

用法：①成人：本品和口服酮咯酸氨丁三醇制剂的连续用药时间一般不超过 5 天，酮咯酸氨丁三醇口服制剂仅用于酮咯酸氨丁三醇注射剂的后续治疗。本品静注时间不少于 15 秒；肌注缓慢给药，并注射于肌内较深部位。静注或肌注后 30 分钟内开始产生止痛作用，1～2 小时后达到最大止痛效果，止痛作用持续时间 4～6 小时。②儿科病人：本品对年龄在 2～16 岁的儿科病人的单剂量使用的安全性和有效性已得到证实；但缺乏对儿科病人多次给药的研究资料。本品对 2 岁以下小儿的安全性和有效性还没有得到确定。

本品与吗啡或哌替啶联合用药可减少阿片类药物的用量。

第四节 灌肠药

1. **通灌汤（辽宁·张有生）**

组成：苦参 25g，地榆 15g，白及 15g，黄檗 15g，甘草 10g，明矾 10g。

功能：清热解毒，收敛止血。

主治：溃疡性结直肠炎，便下脓血，里急后重，腹痛腹泻。

用法：水煎或加温后，睡前用 50～100ml 保留灌肠，不仅在局部起作用，而且在结、直肠黏膜吸收至全身起作用。

2. **美沙拉秦灌肠液（莎尔福）**

组成：本品主要成分为美沙拉秦（图 12-15）。

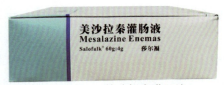

图 12-15　美沙拉秦灌肠液

功能主治：莎尔福灌肠液适用于溃疡性结肠炎的急性发作和维持治疗，克罗恩病急性发作。

用法：每晚睡前从肛门灌进结肠，每次 1 支（4g）。

3. **磷酸钠盐灌肠液（辉力）**

组成：本品为复方制剂，其组分为磷酸氢二钠和磷酸二氢钠（图 12-16）。

功能主治：直肠检查或手术前灌肠清洁肠道；解除偶然性便秘。

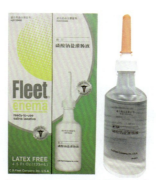

图 12-16　磷酸钠盐灌肠液

用法：成人及 12 岁以上儿童每日 1 瓶（133ml），一次性使用；2 岁以下儿童禁用；2 ~ 11 岁儿童应使用成人剂量的一半。左侧位或膝胸位，取下瓶嘴上的橘色保护帽，将瓶嘴对准肛门，用稳定的压力轻轻地将瓶嘴插入直肠，挤压瓶体直到内装溶液几乎挤完为止，从直肠拔出瓶嘴，保持姿势不变，直至便意非常强烈为止（通常 2 ~ 5 分钟）。

禁忌：本品禁用于先天性巨结肠患者、肠梗阻患者、肛门闭锁患者、充血性心脏病患者，肾功能损伤者，有过电解质紊乱者、结肠造口术者或者正服用可能影响电解质水平的药物（例如利尿药）者慎用本品。

4. 复方黄檗液

组成：连翘，黄檗，金银花，蒲公英，蜈蚣。

功能：清热解毒，消肿祛腐。

主治：用于疮疡溃后，伤口感染，属阳证者。痔瘘术后换药，慢性结肠炎，溃疡性结肠炎。

用法：治疗慢性结肠炎，本品保留灌肠，每晚 1 次，每次 100ml，15 天后改为隔日 1 次。治疗溃疡性结肠炎，原液 100ml，保留灌肠。

5. 甘油灌肠剂

组成：本品每 100g 含甘油（1，2，3- 丙三醇）42.7g。

功能主治：润滑性通便药，用于清洁灌肠或便秘。

用法：肛门注入。便秘一次 60ml，小儿用量酌减。清洁灌肠一次 110ml，重复 2～3 次。取下本品包装帽盖，让少量药液流出滋润管口，患者侧卧位插入肛门内（小儿插入 3～7cm，成人插入 6～10cm）。用力挤压容器，将药液缓慢注入直肠内，注完后，将注入管缓缓拔出，然后用清洁棉球按住肛门 1～2 分钟，通常 5～15 分钟可以排便。

禁忌：①肠道穿孔患者禁用。②恶心、呕吐、剧烈腹痛等患者禁用。③痔伴有出血患者禁用。

第五节　注射药

1. 矾藤痔注射液

矾藤痔注射液【国药准字 Z20026309】是彝医治疗痔病经典用药，配方独特，主要成分为赤石脂、白矾、黄藤素。方中君药赤石脂可保护黏膜、止出血，具有生肌肉，厚肠胃，除水湿，收脱肛的作用；方中臣药白矾具有较强的收敛止血作用，赤石脂伍用白矾，不唯止血生肌，且能防毒气内攻。方中佐药黄藤素具有清热解毒，消肿止痛作用，白矾伍用黄藤素，可防止用药局部感染，并具有一定的镇痛作用，可减轻因强烈的致炎作用导致的黏膜缺血、糜烂、坏死。相较其他注射剂，黄藤素、赤石脂的使用加大了药物的抗菌抗炎作用，避免术后肛门坠胀疼痛、术后硬结形成、肛门狭窄等术后并发症，更好地保留了肛门生理功能，具有"双重固脱，治脱不留瘀"的优点。

组成：赤石脂、白矾、黄藤素（图 12-17）。

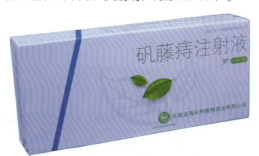

图 12-17　矾藤痔注射液

功能主治：彝医：墨利毒麻诺；中医：清热解毒，收敛止血，消肿止痛。适用于内痔、混合痔的内痔部分及直肠脱垂的治疗。

用法：

（1）内痔或者混合痔的内痔部分：①配药方法：矾藤痔与1% 利多卡因 1 : 1 配比；②患者取侧卧位（或截石位），碘伏棉球消毒肛门及周围；③置入肛门镜，显露齿线上下，将内痔部分置于直视下，碘伏棉球反复清洁消毒下段直肠及痔疮表面；④痔核中部进针，到达痔核后轻轻晃动针头，确认未注射入肌层；回抽无回血，确认未刺入血管，注射药液使痔呈弥漫性泛黄为度。

（2）直肠脱垂：①药液配制同内痔注射液；②操作步骤同直肠黏膜下点状或柱状注射和直肠周围间隙注射术。矾藤痔注射液可修复用药部位的规则、密集的纤维化组织结构，加固直肠黏膜与黏膜下肌层、直肠壁和直肠周围组织的紧密连接，使直肠脱垂治愈。

（3）直肠内痔核底局部封闭注射，每一痔核注入 0.3 ～ 0.7ml（视痔核大小而定），根据痔核多少，一般一次可注射完毕；若有 5 个以上时，可分两次注射；两次间隔约一周左右。

2. 聚桂醇注射液

组成：本品主要成分为聚桂醇（图 12-18）。

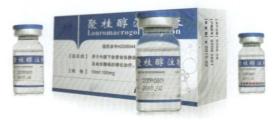

图 12-18　聚桂醇注射液

功能主治：用于各期内痔及静脉曲张型混合痔治疗中的止血，使痔核萎缩；用于痔结扎术、套扎术等其他肛肠手术后的辅助治疗；用于内镜下食管曲张静脉出血的急诊止血及曲张静脉的硬化治疗。

用法：四步注射法。取聚桂醇注射液原液，每个痔核可注入 2 ～ 3ml 药液。同一部位可重复注射，每个痔核 ≤ 8ml。

禁忌：患者处于休克状态或对本品过敏者禁用。

3. 芍倍注射液（1990 年，北京·安阿玥）

芍倍注射液（原名安氏化痔液）是由安阿玥发明并研制的纯中药复方注射剂。根据中医"酸可收敛，涩可固脱"的理论，选择具有收敛固涩，凉血止血，活血化瘀的多味中药，经特殊萃取工艺制成注射剂。

　　组成：柠檬酸、没食子酸、芍药苷。

　　功能：收敛固涩，凉血止血，活血化瘀。

　　主治：用于各期内痔及静脉曲张型混合痔治疗中的止血、使痔核萎缩。

　　用法：痔内注射用本品（1∶1浓度，即本品用0.5%利多卡因注射液稀释1倍）。每位患者一次10～20ml，平均15ml，最大用量不超过40ml。

　　4. 消痔灵注射液（北京·史兆岐，1977）

　　组成：明矾、鞣酸、三氯叔丁醇、低分子右旋糖酐注射液、枸橼酸钠、亚硫酸氢钠、甘油（图 12-19）。

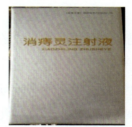

图 12-19　消痔灵注射液

　　功能：硬化萎缩，收敛止血。

　　主治：用于内痔出血、各期内痔、静脉曲张性混合痔等。

　　用法：肛门镜下内痔局部注射。内痔出血，早期内痔：用本品原液注射到黏膜下层，用量相当于内痔的体积为宜。中、晚期内痔和静脉曲张性混合痔按四步注射法进行：第一步和第四步用 0.5% 利多卡因注射液稀释本品原液，使其成为 1∶1 比例。第二步和第三步用 0.5% 利多卡因注射液稀释本品原液，使其成为 2 ：1 比例。根据痔的大小，每个内痔注入 6 ～ 13ml，总量 20 ～ 40ml（2 ～ 4 支）。

禁忌：内痔嵌顿发炎、皮赘性外痔者忌用。

第六节　抗肿瘤药

1. 希罗达（卡培他滨片）

组成：本品主要成分为卡培他滨。

功能主治：

（1）结肠癌辅助化疗：卡培他滨适用于 DukesC 期、原发性肿瘤根治术后仅接受氟嘧啶类药物治疗的结肠癌患者的单药辅助治疗。

（2）结肠直肠癌：当转移性结肠直肠癌患者首选单用氟嘧啶类药物治疗时，卡培他滨可用作一线化疗。

（3）乳腺癌联合化疗：卡培他滨可与多西紫杉醇联合用于治疗含蒽环类药物方案化疗失败的转移性乳腺癌。

（4）乳腺癌单药化疗：卡培他滨亦可单独用于治疗对紫杉醇及含蒽环类药物化疗方案均耐药或对紫杉醇耐药和不能再使用蒽环类药物治疗。

（5）胃癌：卡培他滨适用于不能手术的晚期或者转移性胃癌的一线治疗。

用法：卡培他滨的推荐剂量为口服 $1250mg/m^2$，每日 2 次口服（早晚各 1 次；等于每日总剂量 $2500mg/m^2$），治疗 2 周后停药 1 周，3 周为 1 个疗程；至少持续 8 个疗程，覆盖时间要超过

6个月方为标准治疗。卡培他滨片剂应在餐后30分钟内用水吞服。

禁忌：已知对卡培他滨或其任何成分过敏者禁用。

2. 替吉奥胶囊（维康达）

国内首创替吉奥胶囊，具有高效、低毒、方便、实惠等优点。

组成：本品为复方制剂，其成份为替加氟、吉美嘧啶及奥替拉西钾（图12-20）。

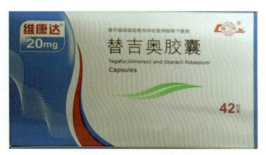

图 12-20　替吉奥胶囊

功能：适用于不能切除的局部晚期或转移性结直肠癌、胃癌等。

用法：①单独用药：通常，应按体表面积计算成人首次给药剂量的基准量（1次剂量），一日2次，于早饭后和晚饭后各服1次，连服28天，之后停药14天。此为一个周期，可以反复进行。②联合用药：口服替吉奥胶囊80mg/m²·d，每日2次，于早饭后和晚饭后各服1次，连服14天，停药7天；顺铂：75mg/m²，分三天静脉滴注（第1、第2、第3天）。每3周为1个周期，应至少进行2个周期的治疗。基于DPD酶在人群中表达的差异，建议开始应用时不管体表面积，先给予40mg，每日2次，给药一周后根据患者临床反应选择增减剂量或停用该药，避免出现因

DPD酶缺乏而导致的严重不良事件。

3. 氟尿嘧啶（5-FU）

组成：本品主要成分为氟尿嘧啶，辅料氢氧化钠、依地酸二钠。

主治：消化系癌（胃癌、结肠癌、肝癌、胰腺癌、食管癌等）、乳腺癌、卵巢癌、宫颈癌、绒毛膜上皮癌、恶性葡萄胎、膀胱癌、肺癌、皮肤癌、头颈部癌。

用法：

（1）静脉注射：1次500～750mg，隔日1次。

（2）静脉滴注：一般为每千克体重15mg，溶于等渗盐水或5%葡萄糖液中，滴注2～8小时，每日1次，连续5日，以后将剂量减半，隔日1次，直至出现不良反应。

（3）动脉内滴注：根据部位不同每千克体重可用5～20mg，溶于5%葡萄糖液500～1000ml中静脉滴注6～8小时。

（4）局部应用：5%～10%软膏外用，每日1～2次。也可作肿瘤内注射，每次剂量250～500mg。

4. 伊立替康（开普拓）

组成：本品主要成分是盐酸伊立替康。

功能：用于成人转移性大肠癌的治疗，对于经含5-Fu化疗失败的患者，本品可作为二线治疗。同时，伊立替康应用于胃癌、食管癌、广泛期小细胞肺癌的多种临床试验正在进行中，就已得出的阶段性观察结果来看，有很好的临床适用前景，值得密切关注。

用法：本品推荐剂量为350mg/m²，静脉滴注30～90分钟，每 3 周 1 次。（注：剂量似乎偏大，实际操作中以有经验的医师指导为准。）

5. 奥沙利铂（乐沙定）

组成：奥沙利铂属于新的铂类抗癌药，其中铂原子与 1，2 二氨环己烷（DACH）及 1 个草酸基结合。

功能主治：奥沙利铂的分类为具有细胞毒作用的其他抗癌药物，与 5- 氟尿嘧啶和亚叶酸（甲酰四氢叶酸）联合应用，一线应用治疗转移性结直肠癌；辅助治疗原发肿瘤完全切除后的 Ⅲ 期（Dukes C 期）结肠癌。

用法：限成人使用。

辅助治疗时，奥沙利铂推荐剂量为 $85mg/m^2$，静脉滴注，每 2 周重复一次。共 12 个周期（6 个月）。

治疗转移性结直肠癌，奥沙利铂的推荐剂量为 $85mg/m^2$，静脉滴注，每 2 周重复一次。

6. 康艾注射液

组成：黄芪、人参、苦参素。

功能主治：益气扶正，增强机体免疫功能。用于原发性肝癌、肺癌、直肠癌、恶性淋巴瘤、妇科恶性肿瘤；各种原因引起的白细胞低下及减少症。慢性乙型肝炎的治疗。

用法：缓慢静脉注射或滴注；每日 1～2 次，每日 40～60ml，用 5% 葡萄糖或 0.9% 生理盐水 250～500ml 稀释后使用。30 天为一疗程或遵医嘱。

7. 日达仙（注射用胸腺法新）

组成：本品主要成分为胸腺肽 α_1，是由 28 个氨基酸组成的多肽，其 N 末端丝氨酸被乙酰化。辅料含 50mg 甘露醇及适量磷酸钠。

功能：为免疫增强剂。适用于慢性乙型肝炎。作为免疫损害病者的疫苗增强剂 - 免疫系统功能受到抑制者，包括接受慢性血液透析和老年病患者。

用法：本品不应作肌内注射或静脉注射。它应使用随盒的 1.0ml 注射用水溶解后马上皮下注射。

8. 盐酸托烷司琼注射液

组成：本品主要成分为盐酸托烷司琼。

功能主治：预防和治疗癌症化疗引起的恶心和呕吐。

用法：在任何化疗周期中，盐酸托烷司琼最多应用 6 天。儿童：一般不推荐用于儿童，如病情需要必须使用时，可参照下列剂量：2 岁以上儿童剂量为 0.2mg/kg，最高不能超过 5mg/d。

9. 津优力

又称聚乙二醇化重组人粒细胞刺激因子注射液，是我国第一个长效重组人粒细胞集落刺激因子注射液。

组成：活性成份：聚乙二醇化重组人粒细胞刺激因子。由重组人粒细胞刺激因子与 20KD 的聚乙二醇交联反应并经纯化得到。辅料：醋酸 - 醋酸钠缓冲液，山梨醇及聚山梨酯 80。

功能：非髓性恶性肿瘤患者在接受会发生有临床意义发热性中性粒细胞减少的抑制骨髓的抗肿瘤药治疗时，使用本品可降低发热性中性粒细胞减少引起的感染发生率。本品不用于造血干细胞移植的外周血祖细胞的动员。

　　用法：化疗药物给药结束后 48 小时皮下注射本品，推荐的使用剂量皮下注射 100μg/kg，每个化疗周期注射一次。100μg/kg 的剂量不能用于婴儿、儿童和体重低于 45kg 的未成年人。体重大于 45kg 的成年人推荐剂量 6mg，也就是 2 支。

（李春雨　聂　敏）

参考文献

［1］　张有生，李春雨.实用肛肠外科学.北京：人民军医出版社，2009：43-53.

［2］　李春雨，汪建平.肛肠外科手术学.北京：人民卫生出版社，2015：178-179.

［3］　李春雨.肛肠病学.北京：高等教育出版社，2013：94-95.

［4］　张有生.肛肠科手册（增订本）.沈阳：辽宁科技出版社，2000：136-138.

［5］　李春雨.大肠癌名医解答.北京：人民军医出版社，2012：107.

［6］　丁义江.丁氏肛肠病学.北京：人民卫生出版社，2006，196：197.

［7］　程胜平，周世龙.复方嗜酸乳杆菌片联合四联疗法治疗幽门螺杆菌阳性溃疡患者的疗效与安全性.中国药师杂志，2014，17（6）：993-995.

［8］　王春晓，李华山，李国栋.消痔灵双层四步注射治疗完全性直肠脱垂临床疗效评价.中华中医药学刊，2010,28(5)：948-950.

［9］ 张金书，徐祥成，裴磊.替吉奥胶囊与 5- 氟尿嘧啶辅助治疗晚期直肠癌的疗效对比，中国普通外科杂志，2015，24（9）：1341-1344.